全方位好食事典

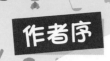

捍衛食安不求人

　　從塑化劑、瘦肉精、毒澱粉，到餿水油、黑心油，近年有如多事之秋，台灣食安問題連環爆，一項調查報告顯示，高達52.1%受訪者透露，會減少外食次數，寧可拿起鍋鏟、打開瓦斯爐，在家自己下廚。

　　不僅是上列重大食安問題，去年冬天，頗受喜愛的當令火鍋蔬菜——茼蒿，被檢驗出農藥殘留超標，其中有的甚至超標25倍；今年4月，眾多知名連鎖飲料店，茶葉農藥殘留，亦鬧得沸沸揚揚，消費者避之惟恐不及。

　　有鑑於日益增加的下廚人口，以及農藥殘留問題，我們開始領悟到，如何洗去蔬果上的農藥、如何正確的烹調食材，這些事不再是可以輕忽的「小事」。吃不只是吃飽就好，更要嚴防「病從口入」，吃得安心、吃得健康！

　　健康飲食的第一步，便是正確的清洗食材，本書將食材分為八大類——五穀雜糧類、葉菜類、花果瓜菜類、豆菜類、根莖類、菇類、水果類、其他類，分類教導你最適宜的「清洗法」，更確實地洗去農藥殘留。從清洗法入門，再到「產季」，讓你知道當季該購買什麼食材，例如：夏天的茄子特別甜美，亦有助於降暑。「保存妙招」給你照顧食材的小撇步，例如：將香菜直立插在水中保濕，可延長其保存期限。「營養成分」以表格方式，讓營養成分一目了然。最後還有煮食的「小撇步」、「小禁忌」，例如：黑木耳不適合於女生經期時食用。透過圖鑑書的方式，以淺顯易懂的圖與文，讓你短短幾分鐘，就能摸透一種食材的身家背景，其處理步驟也立刻上手！

　　現代人重視吃，也重視健康管理，希望透過本書的出版，能更加深你對食材的認識，對你的美味、健康生活有所助益！

吳倩如

Contents

Part 4

一秒變專家！
花果瓜菜類的
挑、洗、藏、煮、食

儲、沖、刷、浸、切，花果瓜
菜農藥不殘留。　　　　102

Part 5

一秒變專家！
豆菜類的
挑、洗、藏、煮、食

豆菜農藥超標王，先洗淨、再
加熱。　　　　　　134

Part 9

一秒變專家！
其他食材的
挑、洗、藏、煮、食

附錄

Q&A
偏方真相追追追

Part 1

認識餐桌上的農藥！
嚴選下肚食材

「農藥殘留」這個經久不敗的話題，

在食安風暴中再次熱門起來，

一提到農藥，大家都有種絕對致命、

吃到它就會掛的恐懼感，

欲打擊敵人，必須先了解敵情，

想要全方面的防治農藥對人體造成傷害的風險，

我們就從認識農藥開始吧！

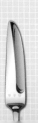
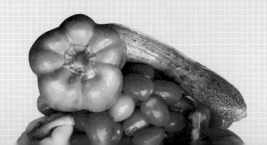
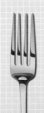

POINT!
關於農藥
有問題：

有關洗去農藥這件事，
專家都怎麼說？

答案就在**P.013**

【農藥清洗小撇步】

農藥不是很毒嗎，
為什麼還要用？

答案就在**P.015**

【種植蔬果為什麼
要使用農藥？】

颱風天上菜市場，
便宜的蔬菜多買一點？

答案就在**P.022**

【颱風前後搶收、搶種
農藥多，千萬別購買】

Part 1 認識餐桌上的農藥！嚴選下肚食材

揭開農藥的神祕面紗

農藥看似與我們無關，但卻藏匿在肉眼看不到的地方。每個人不可避免地會接觸到濃度較低的各類農藥，也許是來自吃下肚的食物，也許是經由飲水……。

而這逐年累積的慢性毒素，也將危害到人體健康，造成內分泌系統、神經系統損傷，甚至還可能有致癌風險！

世界衛生組織（WHO）指出，全世界每年約有300萬人農藥中毒，死亡人數更超過25萬人。摒除急性中毒不談，若長期接觸低劑量的農藥，將會出現慢性中毒的症狀。聯合國相關機構更證實，像是有機磷農藥會對兒童的神經系統產生劇烈傷害，不僅學習能力變差，還會對短期記憶產生不良影響。

然而，為了抑制如蚊子、蒼蠅、蟑螂、螞蟻、蝨、蚤，或是雜草、青苔……等會影響到個人健康、居家環境衛生及農作物的品質與產量時，便會施以化學藥品控制。而這些化學藥品使用在住家及環境上，就稱作「環衛用藥」，用在農業、林業上便稱為「農藥」。但大部分環衛用藥的成分和農藥是相同的，只是劑型、含量及用法不同。因此，在我們的日常生活中，透過取食、飲水、呼吸，以及肌膚的接觸，都會讓農藥滲入體內。

什麼是農藥？

常言道：「知己知彼，百戰百勝。」若想杜絕農藥入侵，當然要知道它的身家背景！事實上，我們認知的農藥，並非只有一種，它就像個千面女郎般，以各類形式出現，除了農民必須熟知外，一般民眾當然也要對它全面了

解，唯有知曉其用途、殘存在蔬果上的模式，我們才能有效清除農藥，預防健康出包！因此，要解決農藥對人們造成的健康損害，第一步便是了解：「農藥究竟是什麼？」

根據美國環保署（USEPA）對農藥的定義：任何用於預防、破壞、驅趕或減少害蟲的物質或混合物，皆可稱為「農藥」。而害蟲泛指生活中造成作物、人類或其他動物損害的生物，包括昆蟲、老鼠和其他動物，以及不需要的植物、真菌、微生物等。此外，用於防除蟲鼠害與雜草、調節農林作物生長，或用於調節有益昆蟲生長者，也被稱為「農藥」。

農藥的種類

國際上依農藥之防治對象，可分為殺菌劑、殺蟲劑、除草劑、殺蟎劑、殺鼠劑、殺線蟲劑、植物生長調節劑、除螺劑、除藻劑……等。

核准登記的農藥雖高達上百種，但用途主要是抑制細菌和蟲類生長，常見農藥可大略分為以下8種：

❶ **殺蟲劑（Insecticides）**：用以防除昆蟲及其他節肢動物。

❷ **殺菌劑（Fungicide）**：用以防除真菌病害（包括露菌病、晚疫病、銹病、白粉病等）。

❸ **除草劑（Herbicides）**：用以防除雜草或其他不須種植之植物。

❹ **除蟎劑（Miticides）**：用以防除寄食植物及動物之蟎類（紅蜘蛛）。

❺ **殺鼠劑（Rodenticide）**：用以防除農田之野鼠。

❻ **植物生長調節劑（Plant Growth Regulator）**：用以調節植物生長發育，能有效調節作物的生育過程，促進植物生長、開花、或再生，可達到穩產增產、改善品質、增強作物抗逆性等目的。

❼ **殺線蟲劑（Nematocide）**：用以防除線蟲（外觀極微小，為軟蟲狀生物體，需於顯微鏡下鑑定，主要寄食於植物根部）。

❽ **除藻劑（Algicides）**：用以防除灌溉水溝、河川、湖泊的藻類。

由此可知，各種農藥的存在目的，是依據殺蟲、殺菌、除草等防治項目而有差異。並且，它們也依其化學性質分為親水性、親油性、酸性、鹼性等；其毒性程度也各有強弱，有的農藥無毒，有的含微毒、劇毒；作用型態也分為「接觸性」、「系統性」，故農藥種類繁多、範圍廣，是一大群化學物的通稱。而這就像是「料理」一詞，非單一特定指某一種菜色一樣。

因此，上百種化合物排列組合而成的「農藥」，亦不單指某一樣東西，不同的作物，施用的農藥也不盡相同。但這些農藥究竟安不安全？殘留狀況如何？無法一概而論，欲回答這些問題，必須先搞清楚各類型農藥的性質！

常見農藥性質

農藥種類多，無法盡數論之，尤其大部分民眾對於農藥的認知相當淺薄，也缺少深入了解的機會，若能多懂一些相關農藥知識，在處理蔬果時，便能幫助我們正確清洗、遠離毒害！

一般來說，農藥是依據能否在植株體內移動，分為「系統性」與「接觸性」藥劑。

❶ 接觸性藥劑：接觸性藥劑不具系統性，僅停留在施灑部位，故需均勻噴灑在植株的上、下表面，一旦害蟲或病菌接觸藥劑便會死亡。而大部分的接觸性藥劑，會經由雨水沖刷，或因陽光日曬而分解。

❷ 系統性藥劑：系統性藥劑在經由散布或塗抹於植物之根、莖、葉等任一部位後，其有效成分會被吸收，並從表面、氣孔滲透到整株植物上，等到生物咬食後，就會死亡。此類農藥對於殺滅隱匿在接觸性藥劑無法噴灑到的害物，其成效性較為優越。此外，系統性藥劑多溶於水，只要仔細沖洗，就能去除大部分的農藥。

農藥和所有化學品一樣，毒或不毒，其實是「量」的問題，農藥不等於毒藥，只要殘留不過量，對人體是不會造成影響的。因此，降低食材農藥殘留量，使其不對健康造成威脅，是我們處理食材時應當正確落實的前置作

業，更是每一位下廚者必學的一門課！

🫑 如何洗去食材上的農藥？

關於清洗蔬果上的農藥，民間流傳的方法百百種，其中像是用洗米水、鹽水清洗，或延長浸泡時間、使用蔬果清洗臭氧機……等，不僅無法有效洗淨，有時還會越洗越毒！近年來食安問題嚴重，這些清洗方式又被廣為討論，民眾也因頻傳的食安事件開始正視食材的安全性，然而大家很容易輕信坊間謠言，對於未被證實的清洗方式趨之若鶩，聽別人怎麼說就怎麼做，甚至一家傳三家，導致錯誤觀念流傳開來。

但事實上，這些傳言大部分都沒得到專家認可。首先是老一輩愛用的洗米水，清潔效果不僅差，甚至米上的蟲卵、農藥、重金屬殘留還有可能汙染蔬果；而鹽水洗菜，並沒有如大家認為的能用鹽的稜角磨去農藥，反而會造成農藥更穩定、加倍留下；此外，像是延長浸泡時間，還有可能導致農藥重新附著，造成二次汙染；而近年最新上市的臭氧機，效果也有限，許多農藥非臭氧能破壞，且臭氧外洩還會影響健康。

除了上述盲目國人常用的清洗撇步，像是添加小蘇打粉、加入蔬果清潔劑等方法，雖無壞處，對於去除農藥亦沒有太大幫助，若為劣質小蘇打粉，或是成分複雜的清潔劑，在清洗過程中殘留下來，吃下肚恐怕也是另一種毒！

以上林林總總的清洗蔬果小偏方，經實驗證明，都不比大量清水沖洗的效果好。專家強調，流動水就是最好的清洗方式，關鍵只在於掌握各類蔬果沖洗或浸泡的細節與時間。只要觀念正確、洗對方式，便能減少一分殘留，增加一分安心！

農藥清洗小撇步

破除了前述的錯誤偏方，終結無用的清洗方式後，我們必須進一步向專

業請益，有哪些方法，是真正能發揮作用的，讓我們可以有效清除殘留的農藥！各界專家提出，清洗食材可參考以下四個小撇步：「去皮」、「揮發」、「浸泡」、「加熱」，都是能夠加速農藥消散的好方法！

❶ 去皮

農藥大多殘留於蔬果表面，去除外皮，可大幅減少吃進農藥的比例。然而，這些必須去皮的蔬果，如柑橘、香蕉、荔枝、瓠瓜等，應先清洗後再削外皮，以免雙手沾染果皮殘留的藥劑，使得農藥一起吃下肚。

❷ 室溫揮發

作物被施用農藥後，其殘留量會隨時間降低，當環境溫度愈高，農藥揮發得愈快，由於台灣平均溫度較高，通常放在室溫下通風2天即可消散。此外，陽光中的紫外線也會破壞農藥成分，而蔬果表面的農藥因曝露在空氣中，在與氧結合後，產生氧化反應，便能加速分解藥效。

❸ 先浸後洗

在食用蔬果前，都應以「浸泡、流動、刷洗、切除」四原則徹底清洗。也就是將蔬果浸泡在清水中幾分鐘（但不要超過5分鐘），再以流動小水沖洗，接著開大水，用軟毛刷一起刷洗，最後切除蒂頭與根部即成。由於農藥大多是水溶性，故用清水淘洗，可使表面農藥不斷被水溶解後帶走。

❹ 高溫加熱

多數農藥在高溫下會被揮發掉，所以蔬菜最好汆燙後再食用。尤其像青椒這類容易被施打系統性農藥的蔬果，在洗淨後，最好切絲汆燙約1分鐘，可讓表皮下的農藥溶解出來，但須記得其菜湯含有農藥，不可再食用。

種植蔬果為什麼要使用農藥？

除了蔬果被過量農藥荼毒，就連被視為民生必需品的茶飲，也被衛生局揪出茶葉殘留超標農藥，使得手搖飲料蒙上一層陰影，民眾不僅不敢繼續飲用，更擔心以往喝進的飲料不知隱藏多少農藥含量！

一直以來，農藥危害人體的議題備受關注，從環境生態的干擾到對人類的健康損害，其爆出的相關新聞，常引起一陣恐慌。雖說農藥聽起來很毒，但也是天然蔬果不可或缺的守護者，它能避免農作物遭受侵害而順利生長，讓我們有豐足的糧食得以生存！

使用農藥，收穫量倍增

正所謂「民以食為天」！古往今來，人們都必須倚賴食物才能存活，在早期的漁獵時代，由於食物來源稀少，不容易獲得溫飽，所以人口增加相對較慢；但隨著文明不斷演進，在進入了農業社會時，人類已懂得透過農耕，獲取穩定食物的來源；並在人力、獸力到器具的更新進化下，逐漸建立出一套農業生產系統，不僅收穫量大增，人們也因物產豐榮、營養充足而使人口數快速增加！

但是，由於種植的土地面積有限，農民必須想方設法提高單位農地的生產量，以供應足夠糧食。而要提高產量，就要避免農作物受到病菌感染、蟲咬等，其中效果最好的方式，就是施用「農藥」！噴灑農藥除了能殺蟲、滅菌外，對於其周遭會搶走肥料養分、佔據生長空間的雜草更有滅絕效果，甚至針對除草更是立竿見影的最佳方法，因此栽種作物時，施灑農藥能確保農作物的生長。

當然，現今農民使用農藥的其中一項原因，當然還是為了賣相好。許多消費者購買食材時，總喜歡挑選菜葉完整、形體大，且外觀無損傷的蔬菜水果，因此農民為了維護完好外表，避免蟲咬破壞，便會仰賴農藥的施用。

不撒農藥也有隱藏危機

雖說有的農民會另外種植不灑農藥的蔬果，供自己和家人食用，使得很多人群起效仿，自己嘗試栽種食材；但是，不放農藥真的就比較安全嗎？

答案是不一定，即使自行栽種過程沒有施灑農藥，但若與其他農田相鄰，或是澆灌的水源沒有區隔開來，仍有可能發生農藥飄散、水源或土壤遭受汙染的情形，因此無論是否有直接使用農藥，食用前都應仔細清洗，以防潛藏農藥入侵身體。

除此之外，有些人會覺得農藥含毒不宜使用，改以有機肥料取代之。然而，有機肥料雖然無毒性，另一方面卻會助長寄生蟲的孳生，例如廣東住血線蟲、大腸桿菌、沙門氏菌……等。若是掉以輕心，沒有將蔬果清洗乾淨，或是太過放心而直接生食，恐將這些可怕的害蟲、病菌一起吃進身體，輕則腹痛、腹瀉、腸胃炎，重則全身痠痛、意識混淆、嘔吐……等，因此千萬不可大意！

農藥的合理使用

為了增加食材產量，照顧全民三餐，農藥為不得不使用之惡。但實際上，民眾需知農藥風險，卻無需將之視為無法違抗的大魔王。如同前文所述，農藥不等於毒藥，微量並不會侵害人體機能，因在台灣使用農藥是有相關法規來嚴格規範農戶的！而合理、安全的使用方法可分為以下步驟：

a. **正確診斷**：合理診斷環境條件與害物的發生狀況。

b. **慎選藥劑**：依據診斷結果並按照登記狀況，選擇合適藥劑。

c. **符合規定**：在採購前、施用前，應核對是否有符合標示的使用規定。

d. **定量施用**：調校施藥器械，定量、均勻地噴施藥液。

e. **詳實記錄**：施藥後，詳實記錄，作為下期調整的參考依據。

f. **器械處理**：徹底清洗施藥器械，並妥善處理廢棄物。

「合理」的農藥使用，就是根據其理化性質及病蟲害的發生狀態，安全、有效、經濟的施灑，使其充分發揮藥效，以最少的用量獲得最優良的防治效果，同時積極預防施用農藥後所造成的汙染，以確保人、畜、作物及其他有益生物的安全。

　　此外，台灣在農藥使用上，是採「登記管理制」，所有販售的農藥產品，需擇一在美、加、英、德、日、法、荷蘭、瑞士、澳洲等國家中上市；另外，還需經過行政院農業委員會審核評估其對人體及環境安全無虞，取得「農藥許可證」後才可販賣。

　　而近年來，在健康意識高漲下，新登記核可上市的農業藥劑，均朝「低毒高效、揮發性高、殘效短、最低影響環境、不蓄積動植物體內、不致畸胎癌病」等目標發展。故農藥之進口、生產、販賣或施灑，絕不能隨意濫用。

　　明白前述事項後，民眾不須再對農藥感到恐懼，因為農藥的成分、用量，皆受到主管機關的檢驗與制約，只要安全、符合規定地使用農藥，將能對病蟲害產生防治效果、降低經營成本、減少農藥殘留量，另外再加強宣導正確清洗蔬果的方式，食用農產品便安全無虞！

了解蔬菜水果的安全採收期

在食安問題爆發後，不少專家強調購買「安全採收期」內收成的蔬果，農藥殘留量較少，可以安心食用，雖說此一觀念已漸漸深植人心，但究竟何謂「安全採收期」？

其實，當蔬果施灑農藥後，每天除了會自行分解藥效，還會因為下雨沖刷掉部分農藥，隨著時間慢慢消散，最後藥效便會降到人體所能代謝的殘留量，符合食用安全性，而這段期間便稱為「安全採收期」！

設定安全採收期

進入安全採收期的蔬果，其藥量已沒有安全疑慮；換句話說，安全採收期通常是農藥還具有防治效力，但殘留量對人體已無害的時期。

由於農藥種類繁多，無法一一訂出規範。而安全採收期是依據農藥的毒性，及其在田間的消退情形而定，具體應掌握的基本原則是當農藥毒性較大、用量較多、濃度較高、氣溫偏低時，其安全採收期就必須拉長；反之，則可縮短。無論如何，絕不可在施藥後隨即採收，以免大量毒性還殘存在農作物上。

目前採取的一般做法為，夏季氣溫高，農藥毒性消失較快，施用農藥後的安全採收期為5～7天；春秋季溫涼，需至少要7～10天；冬季寒冷，則應在15天以上。

前文已提及安全採收期的計算方式，若任意提早採收，會造成農藥殘留過量，威脅大眾進食安全，損人不利己，因此針對不遵守遊戲規則的不肖農民，政府也有訂定法規，定期進行抽驗，以確保食品安全！

農藥殘留檢驗不合格的標準

農藥殘留的標準為衛生福利部食品藥物管理署依據《食品安全衛生管理

法》訂定並公告之，農藥殘留的不合格情形常有兩種：

a. 殘留量超過公告的容許量標準。

b. 檢驗出沒有訂定容許量標準或者禁用的農藥。

　　各地衛生局會依照訂立標準，定時抽驗批發市場或是賣場販售的農產品；尤其在颱風前夕，農民常因搶收蔬果而忽視安全採收期，故應特別加強查驗數量，如有農藥過量的蔬果，會對種植者處以罰緩！

　　沒有人想吃進農藥，但為了使農作物豐收、維持基本供應量，使用農藥是必然的過程，但只要合法施用，並在安全採收期限內採摘蔬果，再加上主管機關嚴格抽查檢驗，便無須過度擔憂農藥的危害。

坊間流傳挑選蔬果的安全指標？

　　一般民眾不是農夫，對於安全採收期，我們只能信賴農民，以及依靠政府層層把關。但坊間對於自行診斷農藥殘留不過量的方法，常會參考「安全標章」或選擇有機食材店販賣的蔬果，甚至是聽從老一輩所說的「挑選較醜食材，農藥越少」的傳言，但這些方式可信嗎？

安全標章「吉園圃」可靠嗎？

　　吉園圃（GAP）是英文「Good Agricultural Practice」（優良農業操作）的縮寫，指蔬果栽種過程合乎自然條件——「適時、適地、適種」，意即在適合的時間、地點，合理使用農藥。

　　農委會為有效管制吉園圃，其黏貼的標章係由農糧署統一印製，再交由各縣市政府核發鄉鎮輔導單位轉發給產銷班班員使用，為方便消費者查詢其購買吉園圃產品的來源性，農委會將核發使用吉園圃標章之生產者資料登錄於農糧署網站，對所購買吉園圃的蔬果若有疑慮，可上網查詢（http://www.afa.gov.tw/）。

選擇有機農產品比較安全嗎？

農藥檢驗是否合格，消費者難以得知，因此很多人選擇「有機」農作物，避免吃進農藥。但其實「有機」不代表與農藥無關！

所謂的有機農產品，是指作物在栽種過程中，未使用化學合成的農藥或肥料，而改用天然來源的藥劑來保護作物，因此有機農作物是有可能施用農藥的，只是使用的藥劑非經人為合成。

而所謂天然來源的農藥，雖然對環境無害，但仍有農藥殘留的情形，只是對人體的危害性較低。因此選擇有機農產品，並不代表百分之百遠離農藥威脅，即使食材標示「有機」，但購買回去後還是必須仔細清洗，並且烹煮過後再食用，以防止表面寄生蟲未經清洗被吃下肚。

挑選長得醜或蟲咬過的蔬果就沒有農藥嗎？

大部分民眾常有此一觀念，就是「購買蔬果時，外觀漂亮、完整者，是因為農民在栽種時，噴灑了大量農藥，才能維護良好外型」，基於此論點，有些人便刻意買被蟲咬或外觀較有瑕疵的蔬果，以為越醜的食材，農藥含量越少。

但從外觀上是很難判斷蔬果是否有噴灑農藥，甚至還有另一種可能是蔬果發生蟲害或在疾病入侵後，農民才施藥防治、採收；因此，挑選蔬果不必刻意選外觀不佳，這對於避開農藥殘留不一定有幫助。

誠如以上所說，我們會發現，對抗農藥真是一門大學問！坊間流傳的「挑食小撇步」，看似有其合理性，但若要作為檢視農藥殘留量的依據，還有待查驗。因此，若想徹底抵制農藥傷身，便要學習有關農藥的專業知識，以落實在挑選、清洗食物上。

當季、當地食材保健康

　　台灣的食材似乎越來越難區分盛產季節，許多種類一年四季都可以吃到。但營養師公會表示，有些業者為了提高產量、謀取更多利益，非當季食材便會使用化學藥劑催熟或保鮮，甚至噴灑較多農藥來防止蟲害。

　　舉例來說，香蕉的產期只在每年的2月至6月，市場上卻全年可見，非產季的香蕉乍看嫩黃，但剝下外皮後的果肉，吃起來卻是偏硬，且口感也不香甜，這是因為不法商販用二氧化硫催熟的緣故。而二氧化硫及衍生物會對人體的呼吸系統產生危害，甚至還會引起腦、肝、脾、腎等病變。像這類反季節食材所潛藏的健康危害，不容小覷！

　　消費者應在挑選時了解該蔬果的產期，以免吃到非當季的食材，導致毒素累積體內，屆時引發病變已後悔莫及。

這樣挑，風險降到最低

　　在了解反季節食材的潛藏隱憂後，一方面補充了民眾對於食材的認識，一方面也領會了挑選「當季」蔬果的重要性！在食不安心的環境下，挑選「當季」是最大原則，可大幅降低農藥殘留的風險，此外，走進傳統菜市場或超市，面對琳瑯滿目、形色各異的蔬果，只要依照下述選購原則，便能買到新鮮、農藥殘留量低的健康食材！

購買當季食材

　　所謂當季食材，就是在當下季節所盛產的蔬果，其在適宜氣候環境下成長最為健康，不僅營養成分充足，也因為生長良好而不太需要依賴農藥。例如：高麗菜是冬季盛產蔬菜，冬季食用不但口感好，農藥使用也較少，價格亦比夏季相對低廉。

　　而現代科技培養出的非當季食材，看似能幫助人們攝取更多元的營養，

但吃季節盛產的食材，才是對健康有正向幫助。例如：冬天雖可看到西瓜，但是西瓜屬寒性，本應在夏天生產食用，若改在冬天吃，不僅寒上加寒，還有可能會生病。

然而，針對上述言論，部分民眾仍有疑慮：只吃當季食材，選擇性則相對變少，會不會造成營養不均衡？營養師表示，台灣一年四季都有豐富的蔬果可以選擇，若能不偏食，盡量多樣化攝取，不必擔心只吃當季盛產的蔬果會缺乏營養。

購買在地食材

非在地蔬果往往栽種時需要更大量的農藥、除草劑和化肥，最主要是為了運送後的新鮮，故必須在農藥尚未退去時，就提早強制採收。而經長途運輸的蔬果，其所富含的維生素C或B群，極易在運送過程中流失，所以為了能長時間保鮮，難免要用到防腐壞的藥劑，如此將對健康產生危害。

另外，儲運過程中也容易造成食物劣變與毒素，比方說大麥、小麥、穀類、豆類、玉米、花生等，若儲存溫、濕度不當，便會衍生黃麴毒素與黴菌，吃下肚將影響健康。

因此，選擇在地生長的優良蔬果，不但可以減少防腐劑的添加，避免吃進有害物質，防止蔬果在長途運輸過程中因碰撞而產生潰爛的耗損情形，最重要的是還能保存營養素、維持最佳鮮度。故吃在地，不僅能防止農藥危害，更可吃到最新鮮的健康食材！

颱風前後搶收、搶種農藥多，千萬別購買

颱風來臨前，農民們紛紛冒雨搶收蔬菜水果，擔心豪雨成災，讓他們費心栽種的蔬果全部泡湯；而颱風過境後，因各類蔬果行情長期維持高價，又助長不少農民一窩蜂搶種。

但上述搶收、搶種的農作物，可能未過農藥噴灑安全期就直接上市，農

藥殘留量較多。因此颱風、豪大雨前後，搶收、搶種的蔬菜水果，最好避免選購。

溫室、網室栽培，農藥較少

某些栽培方式如架設溫室、網室栽培，其農作物的生長環境有獨特設備，與室外種植相比，能有效控制害蟲、疾病、熱量、濕度等情況，不僅能保護農作物免受過熱或過冷的影響，還可防止沙塵和風雨的威脅，以及害蟲侵害。

此外，部分溫室、網室栽培作物之介質，如：培養土壤，在種植前皆已事先消毒處理，能減少地下害蟲的躲藏。甚至也會在溫室、網室內懸掛黏蟲紙，以防治外來生物棲息。

而正因為具有較好的病蟲害隔離效果，溫室、網室相較於戶外一般農地，可減少施用農藥，因此有標示此環境栽培的蔬果，已成為大眾選購食材的指標之一。

吃當季是對大自然的尊重，吃在地則是我們向土地的致意與對農民的支持！在食安問題滿天飛的年代，消費者必須正視自己處於備受農藥威脅的時期，除了政府嚴格把關，自己也要更了解食用蔬果等安全知識。

故本書將介紹各類食材種植的產季與產地，並提供食材的清洗方式、可能會發生農藥殘留的情形，以及較常殘留的位置等；並詳細敘述選購、保存、食用方法，藉此從挑選、清洗到烹調入口前，都能層層把關，以嚴防農藥的侵害！

Part 2

一秒變專家！
五穀雜糧類的
挑、洗、藏、煮、食

五穀雜糧為一天的主食，

提供整天所需要的能量！

它的膳食纖維，

有效地減緩醣類的吸收，降低血糖，

所以五穀雜糧對我們的人體是多麼的重要！

增加五穀雜糧的攝取，

已成為改善飲食、維持健康的首選。

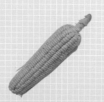

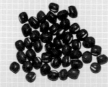
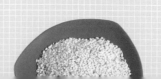

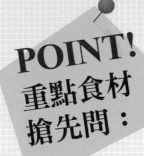

POINT!
重點食材
搶先問：

夏天的白米好容易
長米蟲，有什麼
預防好方法？

答案就在 **P.028**

【保存妙招】

紫色的玉米
好吸引我，它和黃色
哪一個比較營養？

答案就在 **P.039**

【食材家族】

妹妹愛吃紅豆，
吃完卻都會肚子脹，
能夠避免嗎？

答案就在 **P.042**

【快易煮！營養不流失】

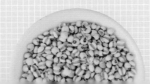
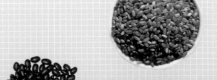

淘去農藥，洗出健康五穀。

　　相較於各類食材，五穀雜糧的農藥殘留問題雖小，但在台灣三餐可見，取食量並不小。因此，如何正確清洗，吃得健康又安心，仍然值得消費者重視，以下便針對五穀雜糧類的清洗方式進行解說：

稻米、糙米和糯米等米類作物 如▶稻米。

沖洗	用米杯從米袋裡鏟出適量米粒後，倒入鍋裡，注入流動的清水沖洗。

↓

淘洗	以流水沖洗一陣子後，繼續往鍋中注水，同時手用畫圓的方式，邊洗邊翻動鍋中米粒，待水變滿後，將混濁的汙水倒掉，再以前述方法重複清洗2〜3次。

↓

浸泡	沖洗完畢後，將米粒泡在清水中3〜5分鐘。

↓

瀝乾	將沖洗、浸泡後的洗米水倒掉，再以流動的清水沖洗1次，最後瀝乾水分。

↓

加熱	加入適量的水量後，放入電鍋炊煮，農藥的殘留在高溫烹煮中，便可以隨蒸氣消散。

五穀麥糧類 如▶燕麥、小米、薏仁、玉米。

沖洗	首先，取出欲食用的五穀麥糧之分量，倒入鍋內，注入流動的清水。

↓

淘洗	一邊往鍋盆內注水，一邊用手以畫圓圈的方式，翻動五穀麥糧，使其與水充分接觸，讓髒汙與農藥能淘洗出來，待水滿後便將整鍋水倒掉，重新注水，重複前述步驟2〜3次。

↓

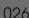

| 浸泡 | 將五穀泡在清水中3～5分鐘。一般煮五穀，炊煮前可增加浸泡時間，口感會更好。 |

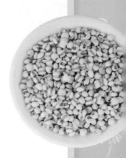

| 瀝乾 | 倒掉浸泡五穀麥糧的髒水，並且再以流動的清水沖洗一次後，將其瀝乾水分，等待炊煮。 |

| 加熱 | 加入適量的水下去炊煮，在高溫蒸煮中，殘留的農藥便可隨著蒸氣消散。 |

乾豆類 如▶ 紅豆、黑豆、花生、蓮子。

| 沖洗 | 清洗乾豆類時，首先要洗去它們表面的灰塵，第一步是將乾豆類食材放入鍋裡，以流動的水沖洗。 |

| 淘洗 | 以流水沖洗的同時，用手畫圓圈、攪動、洗滌，若有脫殼、砂石、汙垢浮出水面，即將髒水倒掉，重複數次，直至髒水變成乾淨清澈的水為止。 |

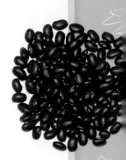

| 浸泡 | 放清水蓋過乾豆，開始浸泡，過程中勤換水，能將更多農藥殘留溶離清除。乾豆類的外殼較堅硬，需特別加強浸泡的動作。其浸泡時間之長短，與後續煮食的口感息息相關，可視情況斟酌調整。 |

　　五穀雜糧類多用淘洗的方式，可保留良品、洗去劣質物。動作應輕巧，沖洗次數則要盡量減少，避免用力搓洗，如此才能保留其中的維生素與無機鹽。但若是存放較久者，則應多洗幾遍為好。

　　由於五穀雜糧類保留了麩皮，含粗纖維質，故清洗後需浸泡，使其有充分時間吸收水分後再蒸煮，口感才會極富彈性又香Q！

稻米
Rice

 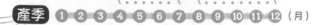
 1 吃米最好「吃硬不吃軟」。吃粥血糖會迅速飆升，易造成肥胖。

2 糙米比稻米更健康。

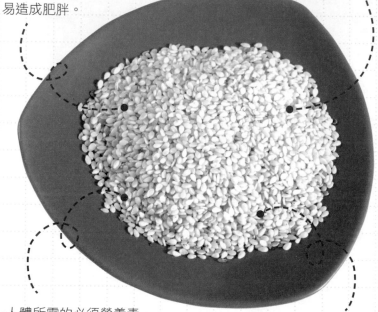

3 人體所需的必須營養素，稻米幾乎包含在內。

 4 經常攝取稻米較不易罹患心臟血管疾病及發胖。

小檔案

 挑出尚青的食材

稻米以晶瑩剔透、米粒飽滿，無碎粒、雜質者為佳。碾製日期須離購買日期近，並以印有「CNS」、「CAS」、「台灣好米」等標章才有品質保證。

 當地生產好食材

台灣因地處亞熱帶，日照及雨量充沛，一年兩作稻米，稻米廣為食用，以台中縣、彰化縣、雲林縣及台南縣生產面積最廣，另外則以花東稻米品質最為優良。

 保存妙招

稻米買回來應先冷凍，以殺死蟲卵，預防米蟲孳生，但不宜超過2～3天，以免脫水，且解凍後應進行冷藏。此外，選擇小包裝的米較快吃完，更能保持新鮮。

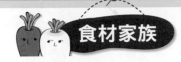

食材家族

Better

糙米 是稻穀脫去外殼後，留下胚芽與米糠的部分，因保存了完整營養，故比稻米更健康。

Sticky

糯米 是稻米的黏性變種，煮後較具黏性。多用來釀酒、捏製湯圓、包粽子、加工成米糕及油飯……等。

🔍 營養放大鏡（每100克含有的營養成分）

熱量	膳食纖維	三大營養素			維生素			
		蛋白質	脂肪	碳水化合物	A	B_1	B_2	B_6
183kcal	0.55g	3g	0.25g	41g	—	0.02mg	0.01mg	0.05mg

維生素			礦物質						
B_{12}	C	E	鈉	鉀	鈣	鎂	磷	鐵	鋅
—	0.9mg	0.04mg	2mg	40mg	1.42mg	7mg	39mg	0.15mg	0.68mg

🍚 愈呷愈健康

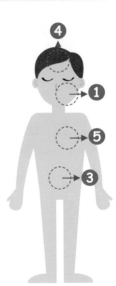

❶ 各種人體必須營養素，米都已包含在內，豐富的醣類、脂肪、蛋白質、維生素A、B群等營養素，對於美容肌膚、防止老化均有良效。

❷ 稻米的營養完整且均衡，因含有約79％醣質（即澱粉），是供給人體熱量的最大來源。

❸ 稻米含有豐富的膳食纖維和優質礦物質，能清除腸道垃圾，促進消化，使排便順暢。

❹ 稻米所富含的碳水化合物、蛋白質、維生素B群、鎂等營養素可讓血清素發揮作用，而血清素是調整自律神經平衡的荷爾蒙，可使精神變得安穩。

❺ 經常食用稻米能降低血清膽固醇，抑制人體脂肪增加的作用，以稻米為主食的國家較不易罹患心臟血管疾病及肥胖症。

快易煮！營養不流失

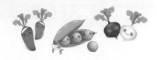

1 煮飯前所進行的浸水步驟，夏天約要半小時，冬天則需延長到一小時以使水能充分進入稻米，活化米粒中的澱粉酵素，使澱粉較容易轉變成游離糖及完全糊化（熟化），可增加飯粒的甘甜味及黏彈性。

2 煮飯時建議用溫開水（水煮開後放冷至60℃），因生水含氯會破壞稻米裡的維生素。

3 煮飯的最佳水量是足夠讓澱粉完全吸收而不殘留，且煮出來的飯最具黏彈性者為佳。一般用電子鍋煮飯時，米和水的比例為1：1.2，也就是1杯米加1.2杯水。

4 當電鍋的煮飯燈熄滅，應再燜10～15分鐘，之後再充分翻攪飯粒，蓋上鍋蓋燜約5分鐘，可蒸發多餘水分，米飯的軟硬度會更適中。

 Tips

在常溫下儲藏稻米，可用紗布包裹乾辣椒（或大蒜、八角、薄荷葉、月桂葉等）放入米缸中即可除蟲。

愛注意！煮食小地雷

1 煮食白米最好避免使用鋁鍋，以免攝取過多的鋁，吃多了恐怕會引起骨頭病變以及老年痴呆症，影響智力。現在市面上也越來越多不銹鋼材質的電鍋，就是怕會把重金屬吃下肚。

2 根據研究指出，如果將白米熬成粥，其中的澱粉大部分會轉化為糊精（意指「人造膠」，是澱粉分解的中間產物），更容易被人體消化吸收，並能很快轉成葡萄糖，使血糖迅速升高，不利於體重的控制，所以吃米最好「吃硬不吃軟」。

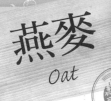

燕麥
Oat

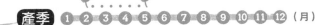

產季 ① ② ③ ④ ⑤ ⑥ ⑦ ⑧ ⑨ ⑩ ⑪ ⑫ （月）

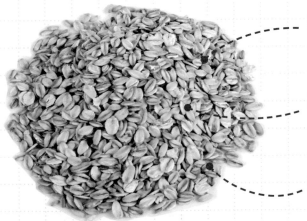

1 燕麥可減低得高血壓、心臟病的機率，老人可多吃燕麥飯。

2 加入牛奶、水果乾、堅果類，做成可口甜麥片。

3 燕麥富含纖維，吸水膨脹、有飽腹感，是減肥者的好朋友。

小檔案

挑出尚青的食材

燕麥以外觀完整、大小均勻飽滿、不含雜質者為佳。並且，最好購買值得信賴的有機產地所生產之燕麥。

當地生產好食材

燕麥生長在溫帶區域，喜涼爽但不耐寒，所以台灣沒有生產燕麥，多為進口，其中以澳洲、紐西蘭為大宗。

保存妙招

燕麥開封後，應保存於陰涼處，避免陽光照射，或可置於冰箱內冷藏，甚至將其預煮後放入冷凍庫亦可。

 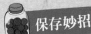

營養放大鏡（每100克含有的營養成分）

熱量	膳食纖維	三大營養素			維生素			
		蛋白質	脂肪	碳水化合物	A	B₁	B₂	B₆
406kcal	8.5g	11g	10.2g	67.5g	—	0.5mg	0.08mg	0.1mg

維生素			礦物質						
B₁₂	C	E	鈉	鉀	鈣	鎂	磷	鐵	鋅
—	12mg	3.7mg	3.9mg	293mg	25mg	108.5mg	292mg	3.8mg	2mg

愈呷愈健康

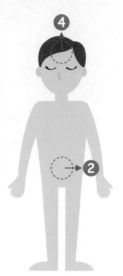

① 燕麥中含有 β-聚葡萄醣可以降低膽固醇與三酸甘油脂,減低心血管疾病及中風機率;還可以活化白血球、使腸內益菌增加,強化人體免疫系統。

② 燕麥含膳食纖維,除了容易產生飽足感以降低熱量攝取外,還可促進體內廢物排出,防止腸道吸收剩餘毒素,預防便祕。

③ 燕麥的麩皮含有豐富的維生素B群、E、葉酸、鈣、磷、鋅、鐵及亞麻油酸,對於預防骨質疏鬆症、幫助傷口癒合皆有良效,同時還有防止貧血的作用。

④ 燕麥片富含維生素B_6,有助於提高人體血清素,穩定情緒。

 快易煮!營養不流失

① 應避免長時間高溫烹煮燕麥,以防止維生素被破壞。生燕麥需煮20~30分鐘;熟燕麥只需煮5分鐘。

② 煮米時可加入燕麥,增加主食的纖維含量,使得排便更暢通。

 Tips

以手抓一把燕麥,輕輕滑落,若手上有殘留灰色碎屑,代表為炒過的燕麥,非純燕麥。

愛注意!煮食小地雷

1 燕麥因含有麩質和普林,故對麩質過敏者以及罹患尿酸相關病症者(如痛風和腎結石)皆不宜食用。

2 燕麥中的磷偏高,腎臟病患者、洗腎患者得小心斟酌燕麥的份量,詢問醫師或營養師,並於食用前觀察腎功能指數。

3 燕麥與牛奶、菠菜共食,會影響鐵質、鈣質的吸收。

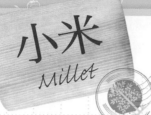

小米
Millet

產季 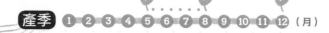 ① ② ③ ④ ⑤ ⑥ ⑦ ⑧ ⑨ ⑩ ⑪ ⑫（月）

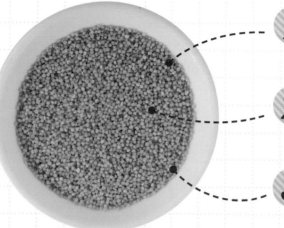

1 台灣原住民的傳統農作物以小米為主。

2 小米纖維質溫和，極易消化。

3 小米能夠降胃火、鎮靜、安眠。

小檔案

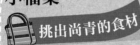 **挑出尚青的食材**

小米以顏色金黃、有光澤、少碎渣、氣味清香者為佳。小米又分梗米與糯米，梗小米久煮不爛、糯小米好煮快熟。

當地生產好食材

小米是台灣原住民傳統作物，其生育期短、抗寒耐旱、根性強健，主要產地以屏東及台東為主。

 保存妙招

小米保存期長，唯不耐潮濕，可儲藏於乾燥處約半年至1年。或者，可將小米預煮後置入冷凍庫存放。

🔍 營養放大鏡（每100克含有的營養成分）

		三大營養素			維生素			
熱量	膳食纖維	蛋白質	脂肪	碳水化合物	A	B_1	B_2	B_6
370kcal	2.2g	11.3g	3.7g	71.7g	―	0.46mg	0.1mg	0.3mg

維生素			礦物質						
B_{12}	C	E	鈉	鉀	鈣	鎂	磷	鐵	鋅
0.1μg	0.15mg	1.45mg	1mg	202mg	4.8mg	108mg	164mg	2.9mg	2.3mg

愈呷愈健康

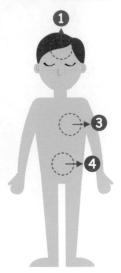

① 五穀類中少見鹼性食物,然而小米為鹼性,能**溫補脾胃**、**降胃火**、**鎮靜**、**安眠**,對產後或病後體虛、腹瀉、反胃嘔吐者,可減輕其症狀。

② 小米可提供鐵、鈣,**滋陰補血**,適合孕、產婦食用。

③ 維生素B_1能強化神經系統,**保持心臟正常運作**;而維生素B_2,能幫助消化道黏膜健康,亦能**代謝脂肪**;皆為小米的營養素之一。

④ 小米**不含「麩質」**(米麥的過敏原),纖維質溫和,易被人體消化,是老人、小孩及胃腸弱的人較好的選擇。

快易煮!營養不流失

① 小米可煮飯或熬粥,也可製作甜點、釀酒,皆富含纖維。

② 小米粥是健康食品,可單獨熬煮,亦可添加雞蛋、紅棗、紅豆、地瓜、蓮子……等,熬成各種營養的粥品,可作為補充維生素的來源。

③ 小米所含的胺基酸缺乏賴氨酸,應與含有胺基酸的大豆混合食用,以使營養更為均衡。

④ 小米的蛋白質成分不完整,需搭配魚類、肉類等富含蛋白質的食物,以免營養不足。

 Tips

小米蛋白是一種低過敏性蛋白,適合作為6個月以上寶寶的副食品。

愛注意!煮食小地雷

1 小米已屬涼性,因此不宜與涼性的食材如杏仁、薄荷…等同煮,以免引起腹瀉。

2 小米性稍偏涼,故若為氣滯者、體質偏虛寒者皆不宜過食。

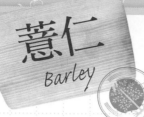

薏仁
Barley

Part
2
一秒變專家！五穀雜糧類的挑、洗、藏、煮、食

產季 1 2 3 4 5 6 7 8 9 10 11 12 （月）

1 薏仁搭配綠豆煮成綠豆薏仁湯，清熱解毒，為夏季聖品。

2 煮米時可加入薏仁，煮成薏仁飯。

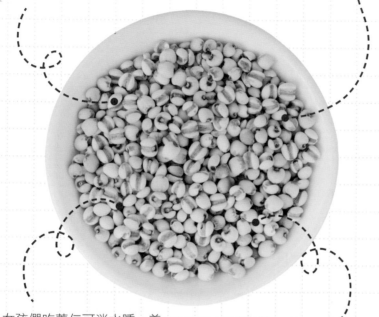

3 女孩們吃薏仁可消水腫、美白、去粉刺，還可以減肥。

4 從營養學的角度來說，薏仁好，紅薏仁更好。

小檔案

 挑出尚青的食材

選購薏仁時，應以顆粒堅實完整、大小整齊、外表有光澤者為佳，若發現發霉、異味或含砂、蟲等異物不宜挑選。而品質好的薏仁聞起來會有一股清香。

當地生產好食材

薏仁喜歡溫和潮濕的氣候，在台灣有三大產地：南投縣草屯鎮、台中縣大雅鄉、彰化縣二林鎮。此外，薏仁本為旱作，後來改良為水耕。

 保存妙招

薏仁一次不要買太多的量，可放在保鮮盒或真空盒中，防止蟲蛀，並於陰涼處存放。或者，可煮軟、打漿後直接冷凍即成。

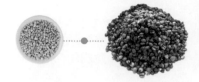

食材家族

Great

紅薏仁

從營養學的角度來說，薏仁雖好，但紅薏仁更好。紅薏仁是指沒有去殼的薏仁，它保有較完整的營養成分及大量纖維質，功效更勝一籌。

🔍 營養放大鏡（每100克含有的營養成分）

熱量	膳食纖維	三大營養素			維生素			
		蛋白質	脂肪	碳水化合物	A	B₁	B₂	B₆
378kcal	1.8g	14g	6g	66g	—	0.4mg	0.08mg	0.05mg

維生素			礦物質						
B₁₂	C	E	鈉	鉀	鈣	鎂	磷	鐵	鋅
—	1mg	2.86mg	1.9mg	251mg	19mg	160mg	301mg	2.7mg	3mg

🥢 愈呷愈健康

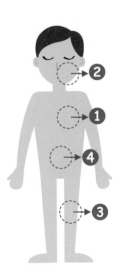

① 薏仁富含不飽和脂肪酸及膳食纖維，可降低血液中的膽固醇和三酸甘油脂的濃度，**可預防高血脂症、高血壓、中風及心血管疾病。**

② 蛋白質能分解酵素，軟化角質，**使皮膚光滑、撫平皺紋、消除色素斑點、改善青春痘**，薏仁富含蛋白質。

③ 特殊的薏仁脂可促進體內血液和水分的新陳代謝，有健脾除濕、利水、利尿、消腫的作用，能**防止水腫、濕疹及腳氣病。**

④ 薏仁中含有豐富的水溶性纖維，可吸附消化脂質的膽鹽，抑制腸道對油脂的吸收，**降低血脂肪含量**；此外，薏仁中的纖維質也有助於排便。

⑤ 薏仁體大量存在薏仁中，它有**殺死癌細胞**的功能；薏仁的萃取物則具有增進**免疫能力、抗過敏**等效用。

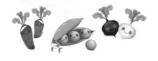

快易煮！營養不流失

① 薏仁食材用途非常的廣泛，可煮湯、煮粥、燉湯，作成甜湯或養生茶飲，食用後使皮膚變光滑。

② 薏仁可以健脾除濕，常被中醫用來當藥膳材料。

③ 薏仁洗淨後，應泡水2個小時以上，以能搓破籽粒中心為原則；用溫水浸泡可縮短泡水時間。

④ 熬煮薏仁時，應最後再加糖，若一開始就放糖，薏仁吸收了糖，會使水不容易滲透進去，薏仁也就因此不易軟爛。

⑤ 薏仁久煮會越白也越軟，一般要連續煮2次以上；煮第1次時，電鍋開關跳起後，略降溫，外鍋加水再煮1次以上。另外，最後一次煮完，悶著30分鐘至1小時，薏仁會變得更富彈性。

Tips

薏仁水：將洗淨的薏仁入鍋加水煮，約2小時後，將水分瀝出，即可飲用！能夠美白去斑消水腫。

愛注意！煮食小地雷

1 薏仁偏涼性，食用後會使身體產生冷虛，所以懷孕婦女應避免食用，月經來時一般不建議吃寒涼的食物，所以亦不宜多食薏仁。

2 薏仁所含的醣類黏性高，多食會妨礙消化，故應以適量攝取為宜。

3 纖維質較多也較粗的薏仁，老人家可能會因不好咀嚼而消化不良，可將其煮成湯，讓老人家喝薏仁湯即可。

4 薏仁單吃比較寒涼，可搭配一些溫補的食物，例如：龍眼、羊肉……等。

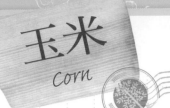

玉米
Corn

2 水果玉米如其名，可像水果一樣生吃。

1 玉米在水冷時下鍋，煮至水滾，更能保持甜味。

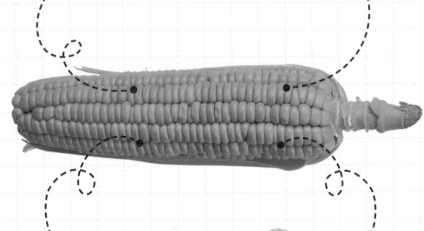

3 玉米黃質可保護眼睛不受紫外線傷害。

4 千萬別吃發黴的玉米。

小檔案

挑出尚青的食材

選購玉米時，以外葉青翠、鬚色淺、有重量、無臭酸者為佳。挑選時，可以手輕壓頭部、尾部，偏軟、偏空洞者表示發育不好。

當地生產好食材

玉米為全年性農作物，夏天果穗形狀良好，但蟲害較猖獗；冬天果穗易形成空洞，但蟲害較少。台灣產地主要集中於雲林、嘉義、台南、彰化、屏東。

保存妙招

存放玉米時，應先剝去外葉，留下內葉及鬚，不必清洗，放入塑膠袋後直接冷藏。若想延長保存期限，可放置於冷凍庫，能保存半年。

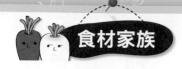

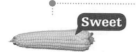
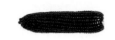

Sweet

水果玉米 水果型甜
玉米，皮薄沒有渣，因此口感細膩、多汁、質脆而甜，可像水果一樣生吃。

紫玉米 紫玉米多了花青素，抗氧化、防衰老的功效更勝。亦可保護更多健康的細胞免於被癌細胞侵蝕。

玉米筍 玉米筍是玉米長大前，細小幼嫩的果穗。擁有比一般玉米更豐富的維生素、蛋白質與礦物質。

營養放大鏡（每100克含有的營養成分）

熱量	膳食纖維	三大營養素			維生素			
		蛋白質	脂肪	碳水化合物	A	B_1	B_2	B_6
107kcal	4.7g	3.25g	2.5g	18g	180IU	0.13mg	0.1mg	0.2mg

維生素			礦物質						
B_{12}	C	E	鈉	鉀	鈣	鎂	磷	鐵	鋅
—	5.4mg	0.75mg	1.86mg	269mg	3.25mg	33.7mg	83.5mg	0.53mg	0.63mg

愈呷愈健康

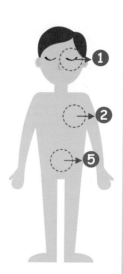

❶ 葉黃素和玉米黃質，為玉米特有的營養素，是視網膜黃斑區重要抗氧化物，可使眼睛免於紫外線的傷害，**預防黃斑變性和白內障。**

❷ 玉米的不飽和脂肪酸，和玉米胚芽中的維生素E協同作用，可降低血液膽固醇的濃度，**對冠心病、動脈粥樣硬化、高脂血症及高血壓等有防治功效。**

❸ 食用玉米可補充維生素E，促進細胞分裂，可**延緩衰老。**

❹ 玉米中，硒能加速體內過氧化物的分解，**使惡性腫瘤得不到氧而衰亡；**鎂能**抑制癌細胞**，並促使體內廢物排出；谷胱甘肽能與致癌物結合，**使之失去活性；**胡蘿蔔素則可轉化為維生素A，具有**抗癌作用。**

❺ 膳食纖維能刺激胃腸蠕動，加速糞便排泄，對**防治便祕、腸炎、直腸癌**有其效用，玉米含量高可多攝取。

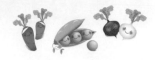

快易煮！營養不流失

1. 玉米鬚能利膽、利尿、降血糖，玉米芯則能止汗；為避免浪費其營養素，去頭去蒂後，可留下1～2片葉子，連葉連鬚下鍋熬煮。

2. 水煮玉米時不建議加鹽，因為玉米粒會變皺，可待煮好後，刷上少許鹽巴水調味。

3. 玉米中所含的胡蘿蔔素、黃體素、玉米黃質皆為脂溶性，加入油烹煮能幫助吸收，以發揮其保護眼睛的效果。

4. 吃玉米時切記要連同玉米胚芽一起吃，因為玉米中的許多營養素都集中在玉米胚芽。

5. 小麥和玉米一起吃，可提高人體對蛋白質的吸收；和雞蛋共食，可以避免膽固醇過高；和四季豆一起食用，對於動脈硬化、冠心病、高血脂的人有著食療效果。

Tips

玉米在冷水時下鍋煮，水滾後，約15分鐘內起鍋，較能保持玉米甜味。

愛注意！煮食小地雷

1. 發黴的玉米會產生有毒物質──黃麴毒素，此為黴菌代謝產生的致癌物，會損害肝臟組織，嚴重時還會導致肝癌甚至死亡，故在保存玉米時，須嚴防其受潮而生長出黴菌。

2. 吃玉米時應注意嚼爛後再吞下，以免妨礙消化。此外，拉肚子、胃脹、胃腸功能不良者不可多吃。

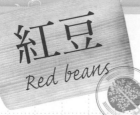

紅豆
Red beans

產季 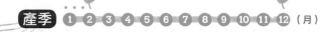 1 2 3 4 5 6 7 8 9 10 11 12（月）

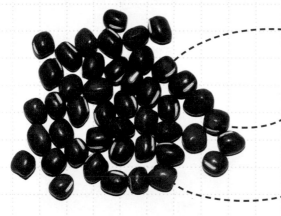

 1 在台灣以萬丹紅豆最有名。

2 紅豆富含鐵，經期可多補充。

3 紅豆的維生素B_1使醣份燃燒，可預防脂肪堆積人體。

小檔案

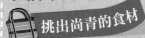 **挑出尚青的食材**

新鮮的紅豆，顆粒飽滿圓潤、無皺紋，顏色因水分多而呈現瑰紅色；反而較鮮紅的紅豆，品質不佳。

當地生產好食材

屏東萬丹鄉土質肥沃、水源充沛、日照充足，是台灣紅豆主要產地，約佔全台產量的9成。

 保存妙招

紅豆常溫下可保存半年，但台灣潮濕炎熱，建議冷藏，可存放較久時間，或可預煮成湯後，冷凍保存。

營養放大鏡（每100克含有的營養成分）

熱量	膳食纖維	三大營養素			維生素			
		蛋白質	脂肪	碳水化合物	A	B_1	B_2	B_6
329kcal	18.5g	21.8g	0.7g	61g	—	0.43mg	0.16mg	0.42mg

維生素			礦物質						
B_{12}	C	E	鈉	鉀	鈣	鎂	磷	鐵	鋅
—	1.63mg	10.6mg	1.84mg	1172mg	94.5mg	170mg	451mg	7.7mg	3.2mg

愈呷愈健康

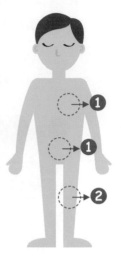

❶ 紅豆富含維生素B群和鐵質，能行氣補血、帶動血液循環，有助降血脂、降血壓、改善心臟功能，亦能讓冬天手腳不寒冷，或紓解女性經期不適症狀。

❷ 高鉀加上豐富纖維，及其外皮所含的皂角苷，紅豆能幫助排便與利尿，清熱、除濕再加上排毒，**改善腳氣病及消下肢水腫。**

❸ 維生素B$_1$含量豐富的紅豆，能防止疲勞物質沉澱在肌肉裡，也能使醣份更容易分解燃燒，具有**預防肥胖**的效果。

快易煮！營養不流失

❶ 煮紅豆前須事先泡水至少8小時，除了較容易煮得軟爛，也因為紅豆皮上有特殊的植物自我保護因子，若未事先浸泡，直接煮，食用後會造成放屁不止。

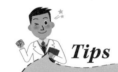

Tips

把紅豆倒在淡鹽水裡，部分紅豆可能浮起並飄在水面上，這些為較差的紅豆。

❷ 煮紅豆時加少許鹽，有助於排除脹氣，避免食用完後感到胃脹不適。

愛注意！煮食小地雷

1 胃腸較弱的人不宜多吃紅豆，容易產生脹氣。

2 紅豆忌與茶同食，因為茶品的單寧酸會使鐵不易溶解，妨礙人體對紅豆中鐵的吸收。

3 紅豆忌與羊肉同食，因為紅豆清熱利尿、羊肉溫補止尿，兩者性味與功效相違背。

4 紅豆水可消水腫，但如果是慢性腎臟病患所引起的水腫，因腎功能失調，導致喝進去的水難以代謝，反而加重身體負擔，不建議飲用。

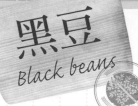

黑豆
Black beans

產季 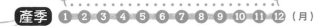 1 2 3 4 5 6 7 8 9 10 11 12 （月）

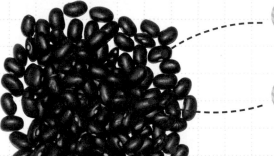

 1 黑豆外皮含花青素，有絕佳的抗氧化力。

 2 黑豆可以讓頭髮烏黑亮麗。

 3 黑色屬水，水走腎，食用黑豆可以補腎。

小檔案

 挑出尚青的食材

選購黑豆時，以顆粒完整、結實飽滿、黑中發亮者為佳，應避免挑選蛀蟲、碎裂者。

 當地生產好食材

黑豆耐高溫，需日照。主產於嘉南、屏東、花蓮。分為恆春黑豆、屏東黑豆、青仁黑豆。

 保存妙招

儲存黑豆時，應將其密封，置於乾燥通風及陰涼處。也可以置入夾鏈袋，於冰箱內冷藏。

🔍 營養放大鏡（每100克含有的營養成分）

熱量	膳食纖維	三大營養素			維生素			
		蛋白質	脂肪	碳水化合物	A	B_1	B_2	B_6
317kcal	22g	28.5g	7.7g	37.6g	472IU	0.5mg	0.2mg	0.3mg

維生素			礦物質						
B_{12}	C	E	鈉	鉀	鈣	鎂	磷	鐵	鋅
—	—	11mg	2.2mg	1551mg	170.6mg	180mg	448mg	6.4mg	3mg

愈呷愈健康

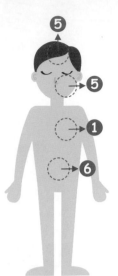

❶ 維生素B_2、皂甬玳、亞油酸、卵磷脂、木質素、果膠具有減少膽固醇、脂肪的作用，常食黑豆可攝取前述所有營養素，**能預防肥胖及心血管疾病**。

❷ 黑豆特別的黑色素、異黃酮能調節胰島素分泌，**避免脂肪囤積**，也抑制脂肪氧化。

❸ 食用黑豆可攝取鈣、鎂、磷等礦物質，能**預防骨質疏鬆、強化骨骼**，維持關節、肌肉健康。

❹ 黑豆富含維生素E、維生素A、外皮也富含花青素，有絕佳的抗氧化力，能**延緩衰老**。

❺ 葉酸可預防孕婦生出畸型兒；異黃酮能補充女性荷爾蒙的不足，**改善更年期不適**；此外，亦能烏髮、美容；兩者皆為黑豆富含之營養素。

❻ 黑豆富含纖維素，可促進胃腸蠕動，**防治便祕**。

 快易煮！營養不流失

❶ 黑豆適合煮熟，而不宜生吞。因為生黑豆含胰蛋白酵素抑制劑，會降低蛋白質吸收。

❷ 黑豆基本料理法是先浸泡冷水10小時，待充分膨脹後，再蒸熟食用。

❸ 黑豆適合與米飯同煮成黑豆飯，尤其適合素食者補充好的蛋白質。

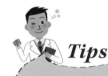

Tips

以滾水沖泡烘烤黑豆，就成了一杯黑豆茶。黑豆茶可養腎，下午5至7點飲用效果最佳。

愛注意！煮食小地雷

1 黑豆中的鉀、普林含量高，有肝、腎等疾病的患者要少吃，食用前可與醫師討論，聽取其建議量。

2 黑豆極不易消化，消化功能若不佳、易腹脹者要少食。

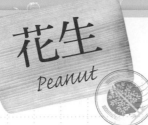

花生
Peanut

產季 1 2 3 4 5 6 7 8 9 10 11 12 （月）

Part 2 一秒變專家！五穀雜糧類的挑、洗、藏、煮、食

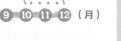

1 多吃可降血脂的花生，能預防心血管疾病。

2 花生鈣含量極高，可保護骨頭。

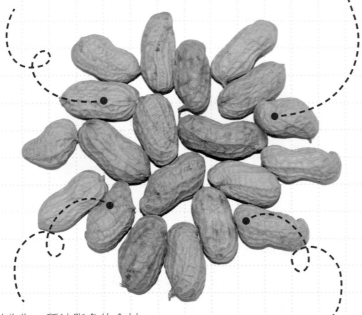

3 花生為一種油脂多的食材，可潤肺止咳。

4 花生的保存，忌潮濕。

小檔案

挑出尚青的食材

挑選花生時，一定要用手觸摸，確認其乾燥度，避免買到受潮的花生，此外，以外殼紋路清楚、形狀飽滿、沒有破損、脫皮、發芽、變色者為佳。

當地生產好食材

花生喜高溫多日照、潮濕的環境，在熱帶和亞熱帶生長繁茂，也能種植在溫帶。而台灣以雲林縣為主產區，佔全國70%，其次為彰化縣、嘉義縣。

保存妙招

花生易感染黃麴黴菌，需保存於低溫乾燥的環境，也可冷藏。未加工的帶殼花生，在常溫下能保存8個月。此外，將花生滷煮後冷凍，也是不錯的儲存法。

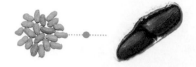

Black

黑金剛花生

是台灣特有品種，它是選取顏色較深的紫色品種，改良栽培而成。黑金剛花生表皮富含花青素，為天然的抗氧化物，所以營養價值是一般花生的十倍之多。

🔍 營養放大鏡（每100克含有的營養成分）

熱量	膳食纖維	三大營養素			維生素			
		蛋白質	脂肪	碳水化合物	A	B_1	B_2	B_6
516kcal	8g	23.5g	38.5g	28.5g	―	1.1mg	0.06mg	0.45mg

維生素			礦物質						
B_{12}	C	E	鈉	鉀	鈣	鎂	磷	鐵	鋅
―	0.85mg	8.24mg	12.5mg	671mg	91mg	217mg	437mg	3.5mg	3mg

🍜 愈呷愈健康

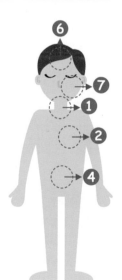

❶ 脂肪油可潤肺止咳，吃花生可獲得，因此花生常用於改善久咳氣喘、咳痰帶血等病症。

❷ 花生的脂肪酸構成，能降低壞膽固醇，讓心臟更健康。

❸ 花生富含維生素E、B_1、葉酸、菸鹼酸、鎂、鉀、銅、鋅和鐵，可降血脂，預防心血管疾病、糖尿病、癌症，亦有助於控制體重。

❹ 多醣類成分有助腸道益菌生成，豐富的纖維質可幫助排便，皆具預防腸癌的功效，兩者都可由吃花生攝取。

❺ 花生中的鈣含量極高，由於鈣是構成骨骼的主要成分，故吃適量花生可促進生長發育。

❻ 十多種胺基酸存在花生蛋白中，其中賴氨酸可提高智力，谷氨酸和天門冬氨酸可促使細胞發育、增強記憶力。

❼ 花生富含兒茶素，具有抗老化的作用，另外含鋅、維生素E、賴氨酸，也可以延緩衰老。

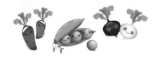

快易煮！營養不流失

❶ 花生的烹調方法很多，如油炸、炒、煮、蒸等，但高溫炒炸會破壞維生素，且將使原先味甘性平的屬性變為燥熱，較不建議。

❷ 花生以燉食最佳，不僅可保留營養成分，煮軟食用後容易消化。

❸ 花生的熱量和脂肪含量都很高，吃二兩炒花生仁，等於吃了五兩半的饅頭，想減肥的人應適量取食。

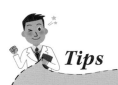

Tips

長黴的花生會產生黃麴毒素，對人體肝臟造成嚴重傷害，需特別留意。

愛注意！煮食小地雷

1 富含油脂的花生，胃腸虛弱、容易拉肚子的人不宜多吃，若過量，易加重腹瀉症狀。

2 花生中的油脂因含量高，需耗多一點的膽汁去消化，所以切除膽囊或患有膽病者，不宜多吃。

3 花生不宜生吃，其脂肪較多，生吃易引起消化不良。

4 生長於泥土的花生，常被寄生蟲、鼠類汙染，生吃易引起自然疫源性疾病、寄生蟲病。

5 針對罹患血黏度高或有血栓問題的病患，不宜食用花生，否則容易造成血凝，導致血栓形成。

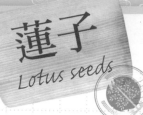

蓮子
Lotus seeds

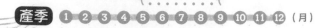

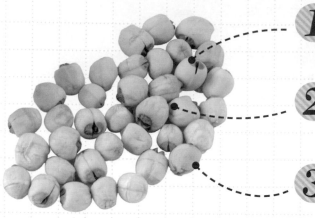

1 過於白皙、軟嫩有黏液、有漂白水味為劣質蓮子。

2 蓮子可緩解神經並助眠。

3 蓮子多搭配銀耳成為家常甜點冰糖蓮子。

小檔案

挑出尚青的食材

蓮子是蓮蓬所取出的果粒，新鮮的果粒呈米黃色，蒂頭是褐色，完整、結實，有滑溜薄膜，具有優雅清香。

當地生產好食材

台灣主要栽培於桃園縣、嘉義縣及台南縣，以台南白河鎮為最大產地，又以潮濕、明亮的室外最適合栽培。

保存妙招

新鮮蓮子的保存期較短，若密封冷藏可放5～7天；若要冷凍，則須以報紙包裹以防凍傷，約可存放半年。

🔍 營養放大鏡（每100克含有的營養成分）

熱量	膳食纖維	三大營養素			維生素			
		蛋白質	脂肪	碳水化合物	A	B₁	B₂	B₆
141kcal	8g	9.3g	0.5g	25.6g	—	0.05mg	0.02mg	0.07mg

維生素			礦物質						
B₁₂	C	E	鈉	鉀	鈣	鎂	磷	鐵	鋅
—	2.3mg	0.6mg	119mg	305mg	69mg	99mg	290mg	5mg	1.2mg

愈呷愈健康

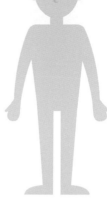

1. 維生素B群可維持神經系統正常運作、紓壓，可食用蓮子攝取。

2. 蓮子中的鈣與鎂，可鬆弛神經、緩和情緒、調節心跳與肌肉收縮，亦可改善經前症候群。

3. 蓮子中的鋅能抗氧化，活化大腦機能，**可改善記憶力**，並**有增進專注力的作用**。

4. 多吃蓮子可獲得鐵，具有**治療貧血、減輕疲勞**的功用。

5. 蓮子的磷是構成牙齒、骨骼的成分，還是細胞核蛋白與多種酶的主要成分，**能幫助蛋白質、脂肪、醣類的代謝**。

快易煮！營養不流失

1. 冷凍的新鮮蓮子，不必解凍，即可在水滾後直接熬煮；乾蓮子則是冷水下鍋煮便可以。

2. 蓮子多做成蓮子湯、冰糖蓮子，或煮粥成羹，還可做蜜餞、糕點皆是富含鈣、鎂、磷之食品，對骨骼發育有幫助。

3. 蓮子泡水喝，可以降血壓，並有清熱解毒，延緩衰老的功效。

Tips

關於蓮子在養心安神、健腦益智、消除疲勞等方面的藥用價值，歷代醫藥典籍多有記載。

愛注意！煮食小地雷

1. 蓮子不易消化，腸燥便祕之人不宜多食；更不適合與牛奶同時食用，便祕之情況會更嚴重。

2. 蓮子性寒，身體虛寒者不宜長期大量食用，否則恐使病情加重。

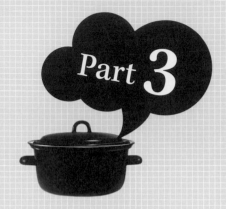

Part 3

一秒變專家！
葉菜類的
挑、洗、藏、煮、食

蔬菜向來是餐桌上的配角，

不過蔬菜含水量高、纖維多、熱量低！

並且擁有人體所需的各種維生素、礦物質，營養超全面！

它能增強免疫力，也能預防便祕、肥胖的問題。

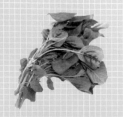
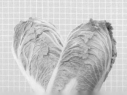

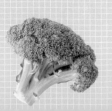

POINT!
重點食材
搶先問：

媽媽處理高麗菜，
葉子都用手剝，
她為什麼不用刀子切？

答案就在 **P.059**

【快易煮！營養不流失】

大嫂炒的空心菜，
都不易變黑，
她暗藏了什麼小撇步？

答案就在 **P.087**

【快易煮！營養不流失】

吃完韭菜嘴巴好臭噢，
喝水也沒用，
該怎麼消除壞氣味？

答案就在 **P.099**

【TIPS】

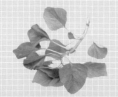
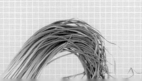
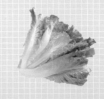

聰明洗菜，農藥不殘留。

　　正確清洗蔬菜，不但可減少營養損失，還能吃到更原始的天然食材風味。雖然清洗蔬菜人人都會，但你的清洗方法真能洗掉農藥嗎？專家表示，不同種類的蔬菜其清洗方式略有不同，以下將介紹各類蔬菜的正確清洗法：

包葉菜類 如▶ 大白菜、高麗菜、芥菜。

 剝除　清洗前，應先摘除最外層的菜葉，因其農藥殘留最多。

 沖洗　將菜葉由外而內一片一片剝下，用軟毛刷刷洗，特別是與菜心連接的底部，其葉梗部分要加強沖洗，以免滲入農藥。

 浸泡　農藥大多是水溶性的，以流動清水泡3～5分鐘，並重複浸泡→沖洗的動作，可帶走農藥。

花蕊類 如▶ 青花菜

 沖洗　手持花梗，並傾斜青花菜，以清水沖洗花蕊處，但水流不能太強，以免花朵掉落。

 刷洗　青花菜因其花蕊的密度，增加了清洗上的難度。以軟毛刷刷洗完花梗後，切成需要料理的大小，以小水流朵朵清洗即可。

 加熱　清洗過的花椰菜，切成適當大小，放入水中以微火加熱數分鐘（不必待水滾）後，取出瀝乾即可。

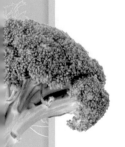

葉面較大的葉菜類 如▶ 小白菜、菠菜、青江菜、萵苣、芥藍菜

切除 為了徹底清洗葉面較大的蔬菜，可切除根部（注意先沖洗過根部）後，再一葉一葉剝開。

⬇

搓洗 清洗時，微開水龍頭，使水流小到呈一直線，以讓浸泡的菜葉透過水流，使農藥不斷被水溶解帶走。清洗過程中，應將菜葉朝上、柄朝下，一葉一葉地搓洗。

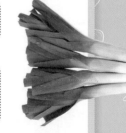

葉面較小的葉菜類 如▶ 芹菜、茼蒿、莧菜、空心菜、香菜

切除 近根部的部位，先用清水沖洗乾淨，然後切除。

⬇

沖洗 為避免搓洗而導致菜葉破裂，可手握葉柄，將葉面倒置清水中，一面攪動一面沖洗，將髒水倒掉後再重複數次，直到水清不見沙泥。

⬇

浸泡 以清水浸泡15～20分鐘，期間換水數次，便可以使農藥溶解而流掉。

蔥科辛香類蔬菜 如▶ 青蔥、大蒜、蒜薑、韭菜

切除 先清洗表面，切除根部，再剝除外側老葉、與鱗莖處的薄膜。

⬇

搓洗 將青蔥、蒜薑或韭菜，根部朝下插入水盆中，水龍頭開細細的水沖洗根部，並由根部往綠葉方向潑水，來回搓洗；大蒜則是將鱗莖部分搓洗乾淨即可。

　　除了上述針對不同蔬菜的清洗方式外，少數菜類因本身有刺激性氣味而較少蟲害，像是茼蒿、莧菜、香菜等，一般噴灑農藥量較少，農藥殘留量雖相對偏低，但仍須以流水洗淨！

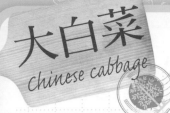

大白菜
chinese cabbage

產季 ① ② ③ ④ ⑤ ⑥ ⑦ ⑧ ⑨ ⑩ ⑪ ⑫（月）

 1 大白菜中的維生素C，有養顏美容的作用。

 2 料理大白菜有撇步，順絲切可加快熟透。

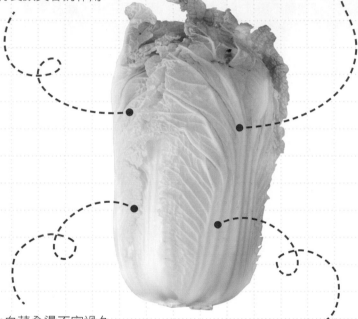

3 大白菜汆燙不宜過久，以防口感變老。

4 大白菜富含鉀，可利尿、消腫。

小檔案

 挑出尚青的食材

大白菜又稱為包心白菜，外觀成圓柱狀，口感脆，纖維細。而優質大白菜葉片邊緣翠綠、完整不枯黃，底部則須堅硬，未開花者為佳。

 當地生產好食材

大白菜以冬季為其盛產期，產地多分布在中部及南部地區，於彰化、雲林、嘉義、台南一帶皆有種植；夏季則因氣溫較高，故以高冷山區為主要產區。

 保存妙招

大白菜買回來之後，首先應除去殘葉、切去舊切口，並以報紙包裹，可於室溫陰涼處存放約1週；如果裝入塑膠袋密封，直立冷藏，可延長保存至2週。

食材家族

Hot pot

山東白菜 盛產期為11月至翌年3月，彰化、雲林是主要產地。外觀呈圓柱狀，體積較大，纖維較粗，多用於醃漬或是久煮之用，如泡菜、酸菜白肉鍋皆以此為原料。

Hot dish

天津白菜 盛產期為10月下旬至翌年2月，彰化是主要產地。外觀呈長筒狀，較為細長，口感偏脆，多用於炒菜，如開陽白菜。

營養放大鏡（每100克含有的營養成分）

熱量	膳食纖維	三大營養素			維生素			
		蛋白質	脂肪	碳水化合物	A	B₁	B₂	B₆
12kcal	0.9g	1.1g	0.15g	1.8g	263 IU	0.01mg	0.02mg	0.06mg

維生素			礦物質						
B₁₂	C	E	鈉	鉀	鈣	鎂	磷	鐵	鋅
一	19mg	0.15mg	15mg	186mg	41mg	10mg	35mg	0.49mg	0.4mg

愈呷愈健康

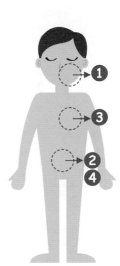

❶ 大白菜具有豐富的維生素C，可**養顏美容、清熱退火、預防感冒、消除疲勞、降低血膽固醇以及增加血管彈性**。

❷ 鉀可幫助鈉排出體外，攝取大白菜能攝取鉀，可消除身體浮腫，有**降血壓及利尿**的作用。

❸ 大白菜中所含的鎂，可以幫助鈣質吸收，**促進心臟及維護血管彈性**；另外，其中的鋅，能活化白血球，**增強免疫力**，對治療癌症、感染性疾病有益，若在化療期間食用，**可防止癌症引發的感染以及緩解化療所產生的不適**。

❹ 熱量低的大白菜，多吃能**增加飽足感**，其所含的維生素A、B、C及纖維素能促進腸胃蠕動，**使排泄消化順利**。

❺ 大白菜含有抗氧化物質——葉黃素抗氧化物質，以及硫化合物及吲哚，具有**防癌抗癌**的作用。

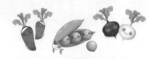

快易煮！營養不流失

① 切大白菜以順絲切的方式，可加速熟透時間。

② 大白菜烹調方式以清炒、氽燙、涼拌…等較能保留營養素，且氽燙最好以30秒為限，口感最佳。

③ 烹調大白菜不可用溫水而是沸水，如此更能保護維生素C不受破壞。

④ 大白菜不宜煮燙後擠汁，容易流失大白菜的營養價值。

⑤ 料理大白菜時可加一點醋，不僅能增加風味，還能使鈣、磷、鐵被分解出來，加速人體吸收，並使蛋白質凝固，留在體內。

⑥ 大白菜不宜用銅製器皿烹製或盛放，會破壞其中的抗壞血酸，使營養成分降低。

Tips

大白菜的結球狀況，依品種不同而有差異，但氣候愈冷，品質愈好。

愛注意！煮食小地雷

1 腐爛的大白菜會產生亞硝酸鹽毒素，誤食會使血液中的血色素喪失攜氧能力，致使人體出現缺氧症狀，如頭暈、噁心、嘔吐、肚子脹氣、心跳加速……等症狀，嚴重者還會導致休克，危及生命！

2 隔夜的熟白菜和未醃透的大白菜，皆不宜食用，因兩者都會產生亞硝酸鹽，有致癌的風險。

3 大白菜為一種偏涼性的蔬菜，因此，經常拉肚子或是經期容易經痛的人，可能代表身體已為涼性，就不宜再食用過多大白菜。

4 咳嗽時不宜多吃大白菜，其性偏涼，恐加重病情。

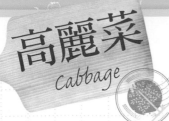

高麗菜
cabbage

Part
3
一秒變專家！葉菜類的挑、洗、藏、煮、食

產季 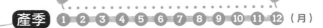 1 2 3 4 5 6 7 8 9 10 11 12 （月）

1 高麗菜富含吲哚類化合物，可抗癌。

2 膳食纖維含量多的高麗菜，能使排便更順暢。

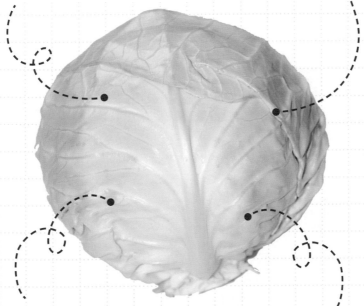

3 高麗菜不宜細切再浸泡，有損其營養。

4 高麗菜耐煮，但久煮仍會造成營養價值降低。

小檔案

挑出尚青的食材

高麗菜球體蓬鬆、梗扁平不凸起，拿起來感受重量，手沉者才是品質較好的高麗菜，此外，最外層綠葉完整為佳，色白不建議選購，可能表示放太久。

當地生產好食材

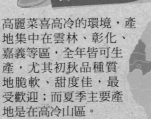

高麗菜喜高冷的環境，產地集中在雲林、彰化、嘉義等區，全年皆可生產，尤其初秋品種質地脆軟、甜度佳，最受歡迎；而夏季主要產地是在高冷山區。

保存妙招

高麗菜若未食用完畢，可將麵粉漿糊塗在莖部，或挖除菜心，蓋上濕紙巾，再以保鮮膜包裹冷藏，使其吸收水，延長保存時間。

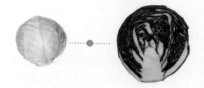

食材家族

Salad

紫高麗菜 又稱作紫甘藍，適應性強、病害少、結球緊實、耐貯藏，口感較脆，常拿來加在沙拉裡。除此之外，紫高麗菜富含維生素與花青素，抗氧化作用強。

🔍 營養放大鏡（每100克含有的營養成分）

熱量	膳食纖維	三大營養素			維生素			
		蛋白質	脂肪	碳水化合物	A	B₁	B₂	B₆
24kcal	1.2g	1.4g	0.2g	4.8g	59.3IU	0.03mg	0.02mg	0.17mg

維生素			礦物質						
B₁₂	C	E	鈉	鉀	鈣	鎂	磷	鐵	鋅
—	38mg	0.3mg	12mg	179mg	45.6mg	11.6mg	31.5mg	0.46mg	0.34mg

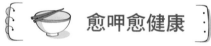

愈呷愈健康

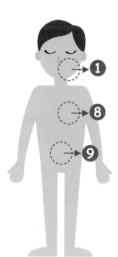

❶ 維生素C、E、胡蘿蔔素都具**抗氧化、抗衰老、美白、美容**的功效，經常食用高麗菜可大量補充。

❷ 高麗菜富含維生素C，能**強化免疫細胞、預防感冒**；亦能促進膠原蛋白生成，還具有抗組織胺的作用，能**降低過敏反應**。

❸ 對於胃潰瘍患者，可多吃高麗菜，因其維生素U可治療潰瘍，能加速癒合、預防惡化。

❹ 高麗菜含維生素K，有助鈣質吸收，**預防骨質疏鬆**。

❺ 葉酸對巨幼細胞性貧血、胎兒畸形有預防作用，懷孕婦女及發育中的兒童、青少年可多吃富含葉酸的高麗菜。

❻ 新鮮的高麗菜有殺菌、消炎的作用。咽喉疼痛、外傷腫痛、胃痛、牙痛時，可以將其榨汁後喝下或塗於患處。

❼ 高麗菜富含吲哚類化合物、蘿蔔硫素，具有**抗癌作用**。

❽ 多食高麗菜可攝取錳，能減少體內脂肪堆積，幫助新陳代謝，**保護心血管**等作用。

❾ 高麗菜富含膳食纖維，能**促進排便**。

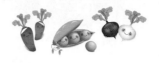

快易煮！營養不流失

① 高麗菜溫和，較無體質上的禁忌，體質虛寒的人，可以用高麗菜取代大白菜煮火鍋。

② 高麗菜的維生素為水溶性維生素，故清洗或浸泡前不宜細切，以免造成營養流失。

③ 雖然高麗菜耐煮，但建議炒製時間不可超過7分鐘，熬湯則不超過20分鐘，否則易造成營養損失。

④ 汆燙高麗菜時，加入鹽，能讓高麗菜更快入味。

⑤ 如果高麗菜一次吃不完，最好是吃多少就剝多少，以保存蔬菜的風味與水分；建議不要用刀子分切，以免切面的水分流失。

⑥ 高麗菜很適合作為廚房新手的入門菜，餐餐料理食用可攝取纖維質，維持飲食的均衡。

⑦ 製作高麗菜汁時，不可加入鹽或醋，且需選擇外層帶綠色的葉片榨汁，效果最好，並且應空腹時飲用，吸收的效果最好。

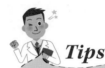

Tips

有些人挑選高麗菜，以蟲孔多作為農藥少的指標，但近年昆蟲的抗藥性提升，故蟲孔挑菜法僅供參考。

愛注意！煮食小地雷

1 高麗菜的纖維，屬於粗纖維，量多且質硬，故脾胃較虛寒的人，不宜過量食用；而腹瀉、腹脹中的人，也應暫時避免。

2 高麗菜中，含有類似抑制甲狀腺荷爾蒙的醯胺類物質，若過量攝取，會降低荷爾蒙分泌，導致甲狀腺增生。

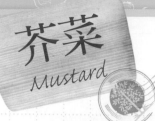

芥菜
Mustard

 芥菜富含鉀，可幫助調控血壓。

 芥菜含吲哚，具抗氧化的功效。

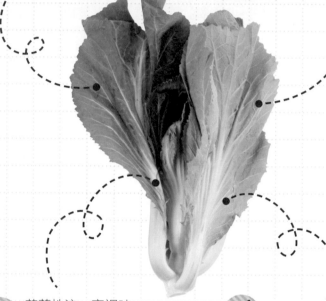

 芥菜性涼，烹調時可加老薑。

 芥菜可醃漬保存。

小檔案

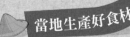

挑出尚青的食材

芥菜又名「長年菜」，是過年常見的吉祥菜。挑選時，以葉片完整翠綠、葉柄肥厚、根部緊實，沒有枯黃及開花者為佳。如葉片鬆動表示鮮度較差。

當地生產好食材

芥菜喜歡濕涼氣候，以冬、春為盛產期。苗栗縣是最大產地，其他主產地則為雲林、嘉義、新竹、彰化、屏東等地。

保存妙招

芥菜不易腐壞，以紙巾包裹冷藏可存放2週；將梗與葉片分開，放入鹽水滾燙至七分熟，取出放涼瀝乾後冷藏，可保存2～3天；或者，亦可將其醃漬存放。

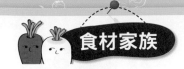

食材家族

Delicious

 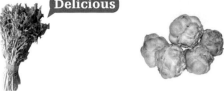

包心芥菜
包捲成半結球型,葉柄粗大肥厚。多用於炒食、湯料,如清炒芥菜。

雪裡紅
為芥菜變種,葉子深裂,邊緣皺縮。醃製便可單吃或入菜烹調。

四川榨菜
莖部特別肥大,有不規則瘤狀突起,取莖部食用,可加工為榨菜。

營養放大鏡（每100克含有的營養成分）

熱量	膳食纖維	三大營養素			維生素			
		蛋白質	脂肪	碳水化合物	A	B₁	B₂	B₆
17.7kcal	1.55g	1.6g	0.16g	3.2g	457IU	0.05mg	0.08mg	0.16mg

維生素			礦物質						
B₁₂	C	E	鈉	鉀	鈣	鎂	磷	鐵	鋅
一	41mg	0.66mg	3.2mg	338mg	72.4mg	12.7mg	38mg	1.23mg	0.35mg

愈呷愈健康

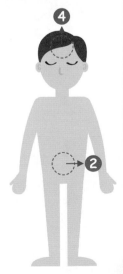

❶ 胡蘿蔔素為芥菜的重要成分,可促進皮膚和黏膜的健康。

❷ 芥菜的膳食纖維可增加腸胃蠕動,消除便祕,減少大腸癌發生率。

❸ 鉀能幫助控制血壓,芥菜為高鉀蔬菜,多吃預防高血壓。

❹ 芥菜富含維生素A、B、C和D,含抗壞血酸,能增加大腦含氧量,提神醒腦、解除疲勞,有促進血液循環,協調神經和肌肉的作用。

❺ 芥菜含鈣量高,亦富含維生素K,能活化鈣骨素,鞏固骨骼生長、維持骨質密度。

❻ 吲哚具抗氧化、抗癌的功效,在芥菜中富含此種營養素。

快易煮！營養不流失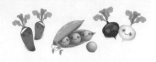

❶ 芥菜不可生食，主要用於配菜炒來吃，或煮成湯。

❷ 芥菜常被製成醃製品食用，加入茴香砂、甘草肉、桂薑粉一起醃製後，便很美味，食用可攝取纖維。

❸ 芥菜屬於涼性，可在烹調時加些老薑改變性味。

❹ 芥菜中含有 β-胡蘿蔔素，加入油脂翻炒，可加速人體吸收。

❺ 芥菜帶有苦味，如於汆燙時加一點鹽巴或糖，可去除苦味。

❻ 芥菜是一種耐煮的食材，其纖維稍硬，煮軟更好吃。另外，單純加入麻油和薑一起滷，最能突顯出芥菜甘甜的特色。

❼ 搭配多油的肉類烹煮芥菜，最為合適，尤其和排骨或雞肉一起燉煮，湯味鮮美，還可吸收過剩的油水，幾乎成為過年大魚大肉必備的搭配之一。

Tips

醃漬過的芥菜含有大量鹽分，故高血壓、動脈硬化的人不宜多吃。

愛注意！煮食小地雷

1 芥菜易動火，體質陰虛內熱、瘡傷蓄膿、淋病、眼疾、痔瘡、便血、腎炎、尿毒症者皆不宜多食。

2 含有較多草酸的芥菜，容易和鈣結合，結石症患者不宜多食。此外，芥菜與牛奶同食會降低其鈣質吸收。

3 芥菜含鉀量高，腎臟病或電解質不平衡患者，食用前應先汆燙以讓鉀溶出後，再倒掉湯汁。

4 芥菜含鈉量高，不利高血壓、心血管疾病控制；癌症及腎臟病患亦應少吃。

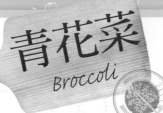

青花菜
Broccoli

產季 1 2 3 4 5 6 7 8 9 10 11 12 （月）

Part
3
一秒變專家！葉菜類的挑、洗、藏、煮、食

1 青花菜富含維生素A、C，能美化肌膚、增強視力。

2 青花菜加入如橄欖油、麻油等油類一起食用，可提高人體吸收維生素的效率。

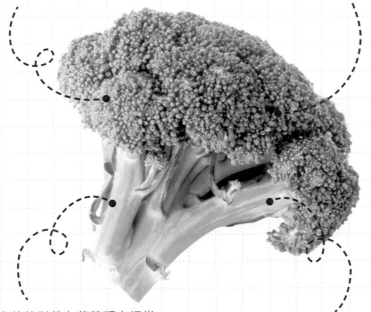

3 青花菜形狀在蔬菜類中相當獨特，為一花球形。

4 花椰菜和青花菜外觀相似，但顏色不相同。

小檔案

 挑出尚青的食材

青花菜呈一顆花球形狀，乍看酷似花椰菜，而選購青花菜時，以莖粗、短、不空心，花球綠色、花蕾緊密不鬆散、不變黃者為佳。

當地生產好食材

青花菜是野生甘藍的變異種，不耐熱，喜濕潤土壤，以冷涼的冬、春為主要產季。台灣產地分散全島各地，以中南部較多，集中於嘉義、彰化、雲林。

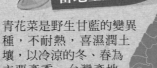

保存妙招

青花菜容易變黃損傷，需一朵一朵摘下，放入鹽水中汆燙（勿燙過熟），沖涼、瀝乾後冷凍。分裝成小包，每回解凍一包，可延長其保存期限。

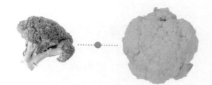

White

白花椰 和青花菜外觀相似，易混淆。而花椰菜含黃酮類，可預防動脈硬化及血液感染。挑選時以花梗淡青色、瘦細鮮翠者為佳。

營養放大鏡 （每100克含有的營養成分）

熱量	膳食纖維	三大營養素			維生素			
		蛋白質	脂肪	碳水化合物	A	B_1	B_2	B_6
31kcal	3.4g	4.05g	0.11g	5g	566IU	0.08mg	0.13mg	0.11mg

維生素			礦物質						
B_{12}	C	E	鈉	鉀	鈣	鎂	磷	鐵	鋅
—	70.7mg	0.7mg	17mg	359mg	47mg	24mg	73mg	0.86mg	0.53mg

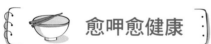 愈呷愈健康

❶ 青花菜富含維生素A，能美化肌膚、增強視力。

❷ 青花菜所含維生素C，可提升肝臟解毒能力；亦可預防感冒，提高免疫力。

❸ 攝取青花菜可獲得維生素B_1能消除疲勞感，維生素B_2則可緩解口角炎。

❹ 青花菜含維生素K、U，是抗潰瘍因子，能預防胃潰瘍、十二指腸潰瘍，並改善貧血、皮膚創傷。

❺ 鉀有助於預防高血壓，而青花菜為含鉀量高的食物。

❻ 鉻為青花菜一種特別的營養素，能助胰島素發揮作用，讓血糖、血脂保持穩定。

❼ 青花菜的膳食纖維可增加腸胃蠕動，消除便祕，減少大腸癌發生率。

❽ 吲哚、花青素、蘿蔔硫素皆具抗氧化、抗癌的功效，常吃青花菜，可攝取其營養素。

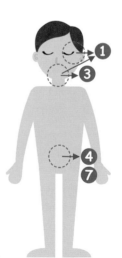

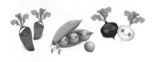

快易煮！營養不流失

① 處理青花菜時，千萬別把莖上的外皮削地一乾二淨，內含很多抗癌成分，只要去除難咬的粗皮即可。

② 青花菜含有不少維生素，可以淋上橄欖油或跟含油脂的食物一同食用，即能有效吸收。

③ 青花菜富含的維生素、礦物質多為水溶性，水煮時間愈久，抗癌成分損失愈多；因此烹煮時，較適合以大火快炒、汆燙，或用微波爐加熱，且時間不宜太長。

④ 相關實驗報告指出，青花菜以清蒸5分鐘，保留最多營養素，因此建議民眾多用清蒸的方式烹調。

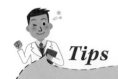

Tips

清洗、浸泡青花菜的時候，不要先切開，以免農藥滲入或造成養分流失。

愛注意！煮食小地雷

1 青花菜會抵消甲狀腺素作用，故甲狀腺手術後的病人、甲狀腺機能亢進者，不宜食用。

2 青花菜的鉀含量高，食用前可先汆燙，讓鉀溶出，就可減少攝取量，然而若為腎臟病患，則勿食。

3 青花菜雖不被歸類在高普林食材，其普林含量仍不算低，痛風患者發作時，最好還是暫時先忌口。

4 常吃青花菜能攝取到不少營養，然而缺點是容易脹氣，原因在於當中含有硫與棉子糖成份，當它們在胃與腸道參與消化作用時，便會製造出氣體，導致脹氣。

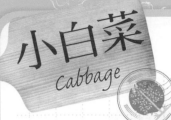

小白菜
Cabbage

產季 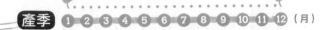 1 2 3 4 5 6 7 8 9 10 11 12 (月)

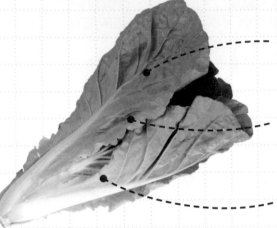

1 小白菜有助成長，因其富含鈣。

2 小白菜含芹菜素，可降低火氣。

3 小白菜應選無斷裂、無敗葉者佳。

小檔案

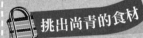 **挑出尚青的食材**

挑選小白菜時，菜莖以鮮嫩者為佳，注意需無斷裂，葉片則以翠綠者較好，亦需檢視是否有敗葉，有敗葉者不佳。

 當地生產好食材

小白菜易栽培，耐寒暑，台灣各地均可栽種，主要產區為桃園、雲林、嘉義、高雄。

 保存妙招

小白菜為不耐久放的食材，購買時如已去根，可冷藏2天；如帶根未過水，以濕紙巾包覆根部，可冷藏5天。

 營養放大鏡（每100克含有的營養成分）

熱量	膳食纖維	三大營養素			維生素			
		蛋白質	脂肪	碳水化合物	A	B₁	B₂	B₆
12kcal	1.3g	1.2g	0.17g	1.9g	9.3IU	0.04mg	0.07mg	0.1mg

維生素			礦物質						
B₁₂	C	E	鈉	鉀	鈣	鎂	磷	鐵	鋅
—	21.6mg	0.87mg	51mg	238mg	101mg	20mg	29mg	1.35mg	0.3mg

愈呷愈健康

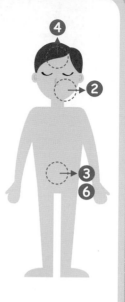

1. 小白菜富含鈣質，有助於鞏固骨骼、預防骨質疏鬆；亦可幫助成長發育。

2. 小白菜所含維生素C較高，不僅有護膚、養顏美容的作用，還能改善牙齦出血。

3. 膳食纖維可促進腸壁蠕動，幫助消化，有排便不順的困擾者，可多攝取。

4. 小白菜含維生素B_1、B_6、泛酸……等，有助於舒緩緊繃、平緩思緒。

5. 芹菜素能抑制人體發炎反應，亦可用來降火氣，吃小白菜也可得到。

6. 小白菜含蘿蔔硫素，能預防乳癌、攝護腺癌；而其中的楊梅素、斛皮素均能降低攝護腺癌的發生率。

 快易煮！營養不流失

小白菜水分多，稍煮久便容易馬上變老；其烹調的訣竅在於大火且快速起鍋，讓葉子維持鮮嫩，葉柄保持爽脆，並避免維生素營養被破壞。

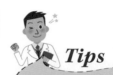

Tips

小白菜是容易受到農藥汙染的蔬菜，食用前最好放入水中浸泡30分鐘，並多換幾次水，以去除葉面上所殘留的農藥。

愛注意！煮食小地雷

1. 煮熟的小白菜不宜過夜再吃。因其綠葉蔬菜裡含有較多的硝酸鹽，儲存一段時間後，會因酶和細菌的作用，變成亞硝酸鹽，而亞硝酸鹽便是導致胃癌的有害物質。

2. 對小白菜過敏的人不宜食用。小白菜也有可能成為過敏原，造成皮膚紅腫、經常性腹瀉、消化不良、頭痛、咽喉疼痛、哮喘等過敏症狀，故應避免食用。

菠菜
spinach

產季 ① ② ③ ④ ⑤ ⑥ ⑦ ⑧ ⑨ ⑩ ⑪ ⑫（月）

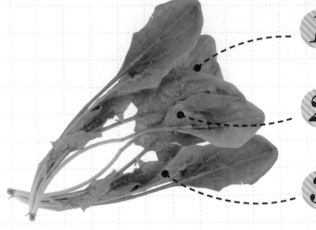

1 菠菜擁有豐富的維生素A！

2 多吃菠菜，其葉酸能使人心情愉悅。

3 菠菜與牛奶同食會降低鈣質吸收。

小檔案

挑出尚青的食材

新鮮的菠菜葉片略厚、無萎縮，若葉緣變黃者，則表示不新鮮，另外，莖的部分需挺直，不能變軟或折彎。

當地生產好食材

菠菜性喜冷涼，桃園、台中、彰化、南投、雲嘉南及高屏地區都有種植。

保存妙招

菠菜不耐存放，故應摘除黃葉或腐壞部分，以濕紙巾包住再放入密封袋內，並直立冷藏，延長保存期限。

🔍 營養放大鏡（每100克含有的營養成分）

熱量	膳食纖維	三大營養素			維生素			
		蛋白質	脂肪	碳水化合物	A	B₁	B₂	B₆
19.5kcal	2.06g	2.04g	0.35g	2.9g	7205IU	0.06mg	0.11mg	0.03mg

維生素			礦物質						
B₁₂	C	E	鈉	鉀	鈣	鎂	磷	鐵	鋅
—	11mg	0.79mg	53.5mg	500mg	83mg	59mg	44mg	3.15mg	0.8mg

愈呷愈健康

1. 吃菠菜可攝取到大量維生素A，有助於視覺感光神經的修補，而其所富含的鉀、鈣和鎂，能增強眼部肌肉彈性，預防近視。

2. 從菠菜中可獲得維生素C，能預防感冒，提高免疫力，並有養顏美容的效果。

3. 菠菜含有一種類似胰島素的礦物質，能維持血糖值在正常範圍內。

4. 菠菜所含葉酸能維持大腦血清素穩定，促進神經健康，使心情愉悅，亦能改善貧血。

5. 菠菜中大量的維生素E和硒，可抗氧化、延緩細胞老化。

6. 菠菜富含鉀，有助調節血壓，防止血壓升高。

快易煮！營養不流失

1. 烹調菠菜時應先用沸水汆燙1分鐘，使草酸溶解在水裡，而食用時應倒掉湯汁。

2. 菠菜中的胡蘿蔔素比胡蘿蔔高，加油拌炒，則能促進人體吸收其胡蘿蔔素。

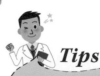

Tips

當年檢測各種食物的鐵含量，擺了烏龍，菠菜的數據點錯了小數點，因此傳出其含鐵量特別高的錯誤資訊。

愛注意！煮食小地雷

1 菠菜雖富含鐵，傳統認為可補血，但菠菜的草酸、鐵會產生作用，形成不溶解的鹽類，使得菠菜中的鐵不易被人體吸收。

2 菠菜的草酸會與鈣合成草酸鈣，會導致骨質疏鬆、結石等問題，因此嬰幼兒以及缺鈣、軟骨病、腎炎、易結石體質者宜少吃。此外，若擔心結石生成，建議多喝水，並吃一些鹼性食品，如海帶、蔬菜、水果等，便能幫助草酸排出。

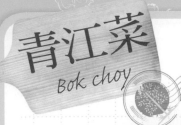

青江菜
Bok choy

產季 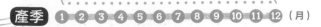 1 2 3 4 5 6 7 8 9 10 11 12 （月）

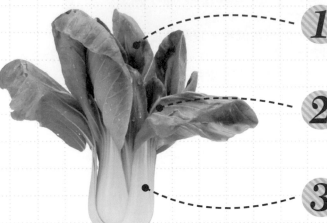

1 青江菜含鈣量高，可防止小兒缺鈣。

2 青江菜之挑選主要以葉大者為佳。

3 保存青江菜可噴水、直立冷藏。

小檔案

 挑出尚青的食材

青江菜因葉梗形狀像湯匙，又稱為「湯匙菜」。挑選時，以莖厚實、葉緊密，顏色鮮豔，葉子較寬大者為佳。

當地生產好食材

青江菜喜歡略微潮濕的土壤，易於栽培，四季皆是產季，台灣各地則零星栽培。

 保存妙招

在蔬菜上噴一點水後，以濕紙巾包住，再裝入密封袋，放進冰箱後，直立冷藏，可保持新鮮約3～5天。

🔍 營養放大鏡（每100克含有的營養成分）

		三大營養素			維生素			
熱量	膳食纖維	蛋白質	脂肪	碳水化合物	A	B₁	B₂	B₆
13kcal	1.4g	1.3g	0.14g	2.06g	1322IU	0.04mg	0.07mg	0.13mg

維生素			礦物質						
B₁₂	C	E	鈉	鉀	鈣	鎂	磷	鐵	鋅
—	28.5mg	0.34mg	47mg	225mg	102mg	22mg	32mg	1mg	0.37mg

愈呷愈健康

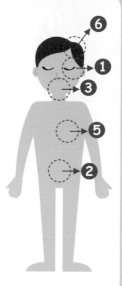

1 青江菜富含維生素A、B、C以及蛋白質，對於**保養肌膚、眼睛**有良效。

2 食用青江菜後，維生素C會在體內形成「透明質酸抑制物」，可**使癌細胞喪失活力**；而膳食纖維可**促進大腸蠕動**，增加毒素排出；兩者皆有**防癌抗癌**的作用。

3 青江菜富含鈣、葉酸，可**預防高血壓、動脈硬化**，也能**維持牙齒、骨骼的強壯**。

4 將含有維生素D的食材與含鈣的青江菜一起拌炒，可幫助青江菜釋出鈣質，能緩解生理期不適。

5 維生素B$_1$可**增進食慾、提振精神、維持心臟、神經及消化系統正常功能**，可食用青江菜來攝取。

6 青江菜所含維生素B$_2$，可**使皮膚、指甲、毛髮正常生長**，並有消除口腔炎症、減輕疲勞的作用。

 快易煮！營養不流失

1 青江菜的莖和芯較不易熟，故料理時，可以先下莖和芯烹煮。

2 為了提高胡蘿蔔素的吸收率，可用油快速翻炒，但不宜過久，以免流失營養素。

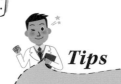

Tips

青江菜根部最易聚集農藥，應先切除根部，再一片一片以流水沖洗。

愛注意！煮食小地雷

青江菜與高酸性食物，如：魚類、貝類、肉類……等同食，會造成營養素流失，應盡量避免。

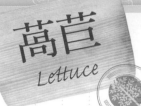

萵苣
Lettuce

1 中國傳統認為，萵苣有清熱生津、利尿通便之功效。

2 萵苣素可催乳。

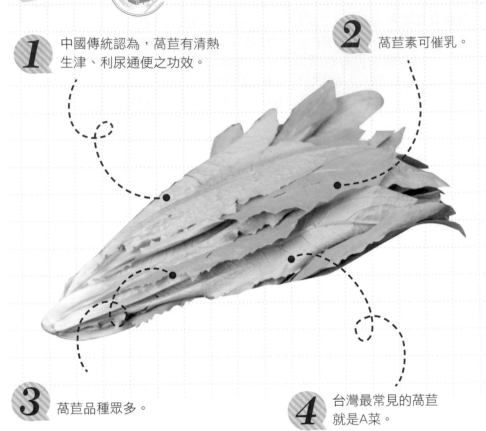

3 萵苣品種眾多。

4 台灣最常見的萵苣就是A菜。

小檔案

 挑出尚青的食材

萵苣的家族成員眾多，本島萵苣又稱台灣萵苣、台灣萵菜，民間則稱作A菜，挑選A菜時，以葉子保水度夠、完整、無黃葉為佳。

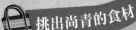 **當地生產好食材**

台灣萵苣習慣上以炒食為主，它是一種尖葉萵苣。其主產地區為雲林縣、嘉義縣、新竹縣。一年四季皆生產，又以秋冬最美味。

 保存妙招

儲放萵苣時，切記將萵苣的梗朝下，置入冰箱冷藏，可先用紙巾沾濕後，包裹梗部底端，用以避免水分流失。

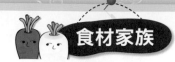

食材家族

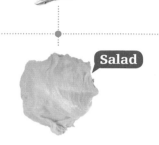

Salad

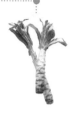

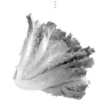

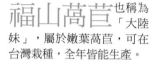

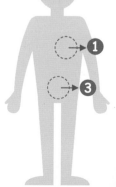

福山萵苣也稱為「大陸妹」，屬於嫩葉萵苣，可在台灣栽種，全年皆能生產。

結球萵苣大都用於製作生菜沙拉，或夾在漢堡裡，熱量低、纖維多。台灣多於11月至翌年2月盛產。

嫩莖萵苣莖部粗壯，僅以莖部做食用，市場上較少見，在台灣的栽培期為10月至翌年3月。

 營養放大鏡（每100克含有的營養成分）

熱量	膳食纖維	三大營養素			維生素			
		蛋白質	脂肪	碳水化合物	A	B₁	B₂	B₆
16kcal	1.5g	1.23g	0.24g	2.73g	2035IU	0.06mg	0.01mg	0.08mg

維生素			礦物質						
B₁₂	C	E	鈉	鉀	鈣	鎂	磷	鐵	鋅
—	6.65mg	0.55mg	24mg	332mg	38.5mg	212mg	32mg	1.6mg	0.3mg

愈呷愈健康

❶ 特有的萵苣素成分，對於**產婦催乳**有幫助。

❷ 萵苣含ß-胡蘿蔔素以及維生素A，具有**抗氧化**功能，可預防紫外線侵害或是飛蚊症。

❸ 纖維素可促進腸胃蠕動，多吃萵苣可幫助消化與排便。

❹ 萵苣含鐵量高，且為容易被人體吸收之鐵質，對於**造血補血、防貧血**很有效。

❺ 萵苣所富含的維生素C、鎂、鉀，能促進血液循環和新陳代謝。

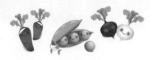

快易煮！營養不流失

① 萵苣除了熱炒，也可以生食，亦是涼拌沙拉及搭配肉類常使用的生菜種類，其中富含纖維。

② 食用前，可以將洗好、撕成適合大小的萵苣泡在冰水中約5至10分鐘，吃起來會更脆口、美味。

③ 萵苣水煮，許多營養會流失；而若是炒20至30分鐘，維生素C就會幾乎流光，建議快炒起鍋為好。

④ 萵苣與油一起烹調，可加速人體吸收胡蘿蔔素及維生素E。

Tips

萵苣應避免與成熟的香蕉、蘋果等水果放在一起，否則容易變黃。

愛注意！煮食小地雷

1 視力不良、有眼睛疾病的人，應節制食用萵苣，萵苣中有萵苣生化物，若是過量容易產生中毒反應，使視力下降，甚至引發夜盲症，不過通常這種現象會在停吃一段時間後漸漸好轉。

2 蜂蜜富含蠟質，具有潤腸通便作用，但蜂蜜的食物藥性屬涼，萵苣性冷，兩者同食，不利腸胃，易致腹瀉，所以不宜同食。

3 乳酪是油脂性食物，而萵苣性寒，兩者同食，容易導致消化不良，或腹痛腹瀉，故應盡量避免。

4 萵苣其性苦寒，體質虛冷者不宜多食。

芥藍
Kale

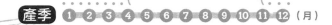

產季 1 2 3 4 5 6 7 8 9 10 11 12（月）

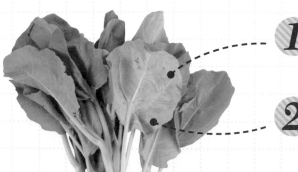

1 芥藍所含的苦味，能刺激味覺神經，提升食慾。

2 芥藍以冬、春所產的最好吃。

3 芥藍含奎寧，能解熱消暑。

小檔案

挑出尚青的食材

芥藍，亦作芥藍，購買芥藍菜時，最好選擇稈身適中，過粗者可能會太老；而葉片深綠，且花苞未開者尤為良品。

當地生產好食材

芥藍屬長日照作物，需濕潤的土壤，喜較大的晝夜溫差，台灣各地皆適合栽培。

保存妙招

芥藍菜較易老化、枯黃，而且放越久越苦，購買後宜儘早食用。用報紙包覆再冷藏，可避免失去水分。

營養放大鏡（每100克含有的營養成分）

熱量	膳食纖維	三大營養素			維生素			
		蛋白質	脂肪	碳水化合物	A	B_1	B_2	B_6
21.5kcal	1.9g	2g	0.37g	3.3g	9996IU	0.02mg	0.06mg	0.09mg

維生素			礦物質						
B_{12}	C	E	鈉	鉀	鈣	鎂	磷	鐵	鋅
—	69mg	1.48mg	30mg	276mg	196mg	29mg	39mg	1.64mg	0.38mg

愈呷愈健康

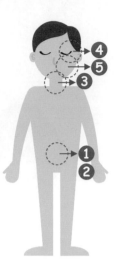

① 有機鹼使芥藍產生苦味，能**刺激味覺神經、增進食慾**，還可**加速胃腸蠕動、幫助消化**。

② 芥藍含有膳食纖維，能**防止便祕、降低膽固醇、軟化血管、預防心臟病**。

③ 有一種奎寧存在芥藍裡，能抑制體溫中樞，**消暑解熱**。中醫師認為，芥藍能**解毒、利咽喉及溫中利氣**，對於熱性感冒所造成的喉嚨痛、痰滯型咳嗽，有緩解功效。

④ 芥藍的 β - 胡蘿蔔素可**預防夜盲症**；葉黃素則能**防止黃斑部病變、青光眼、白內障**等症。

⑤ 經常食用芥藍，因其富含維生素A，能保護皮膚上皮細胞的完整性，有**養顏美容**之效。

⑥ 多吃芥藍，攝取維生素C，可幫助**美白、預防感冒**。

⑦ 芥藍是高鈣蔬菜，可**強化骨骼、預防骨質疏鬆**。

 快易煮！營養不流失

① 一般人均可食用芥藍，尤其適合食慾不振、便祕、高膽固醇患者。

② 芥藍有苦澀味，翻炒時加入少量糖和酒，可改善口味。

③ 芥藍梗粗，不易熟透，翻炒時間需比一般蔬菜長，加入的湯水則需比一般蔬菜多。

Tips

中醫認為，芥藍有耗人真氣的副作用，不可大量、頻繁食用，否則會抑制性激素分泌。

愛注意！煮食小地雷

● 芥藍含有一種天然甲狀腺腫大劑，會干擾其正常功能，因此甲狀腺功能失調者應避免食用。

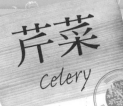
芹菜 Celery

產季 1 2 3 4 5 6 7 8 9 10 11 12（月）

Part
3
一秒變專家！葉菜類的挑、洗、藏、煮、食

1 芹菜氣味很香，
莖葉都能吃。

2 芹菜素可以擴張血管、
降血壓。

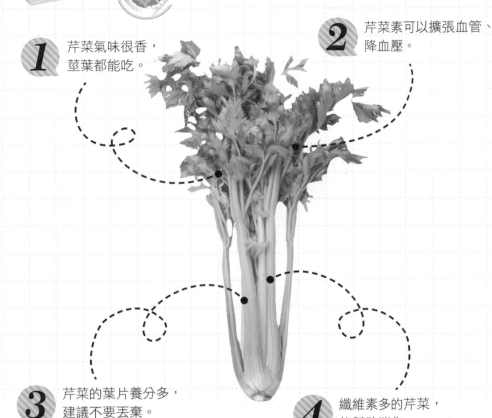

3 芹菜的葉片養分多，
建議不要丟棄。

4 纖維素多的芹菜，
能幫助消化。

小檔案

 挑出尚青的食材

優質的芹菜必須要求枝梗挺直、葉柄長而粗、長短粗細均勻、色澤青翠、葉不枯萎變黃，葉柄若能用手折斷代表脆度佳，夠新鮮。

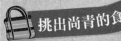 **當地生產好食材**

台灣本地芹細長而中空，它生長時性喜暖涼，夏天在中海拔才能生產。台灣產地分布於雲林縣、彰化縣、高雄縣和屏東縣等地區。

 保存妙招

芹菜的香氣濃郁，莖葉都能生食、熟食或藥用，故應好好保存下來。但因為芹菜葉綠素容易流失，纖維易老化，最好用濕紙巾與保鮮膜包裹後冷藏。

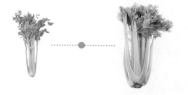

Crunchy

西洋芹　超級市場裡隨處可見的西洋芹，葉柄肥大、肉質較厚、口感爽脆，是一種珍貴的蔬菜，可以降血壓、健胃、利尿、鎮定神經，做成沙拉、快炒、煮湯或榨成果菜汁都相當不錯。

🔍 營養放大鏡（每100克含有的營養成分）

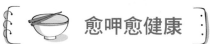

		三大營養素			維生素			
熱量	膳食纖維	蛋白質	脂肪	碳水化合物	A	B₁	B₂	B₆
12.3kcal	1.14g	0.8g	0.1g	2.4g	969IU	0.02mg	0.04mg	0.05mg

維生素			礦物質						
B₁₂	C	E	鈉	鉀	鈣	鎂	磷	鐵	鋅
—	7.9mg	0.24mg	46mg	321mg	86mg	12.4mg	27.6mg	0.09mg	0.4mg

🥣 愈呷愈健康

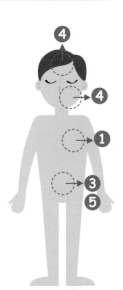

❶ 芹菜中特有的芹菜素可以有效地鬆弛血管，防止高血壓、動脈硬化。

❷ 鐵可以補血，促進血液的循環，經常食用芹菜可適量補充鐵質。

❸ 芹菜富含纖維素，能幫助消化、預防便祕，保持腸道清潔、抗癌防癌。

❹ 吃芹菜得到維生素C，可以美容、抗衰老，亦能安神、舒緩緊張情緒。

❺ 芹菜富含鉀，可加速體內排出鈉，有利尿作用，水腫患者可適量攝取。此外，中醫認為，芹菜有助於清熱解毒。

❻ 鈣、磷含量高的芹菜，可鎮靜、保護血管，還可增強骨骼，預防小兒軟骨病。

❼ 根據研究指出，芹菜有中和血液中過多的尿酸的效用，因此可用於痛風患者的食療。

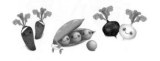

快易煮！營養不流失

1. 我們常吃的芹菜口感較軟，適合燉煮；而西洋芹則較鮮脆，可以搭配水煮蛋、番茄、鮪魚、檸檬、豆腐等做成涼拌菜，多食補充鐵。

2. 芹菜若經水汆燙，約有一半的鉀離子會釋放出來，若要避免營養素流失，建議用涼拌。

3. 一般人吃芹菜，總是先摘掉葉子，只吃芹菜莖。其實，很少人知道，芹菜葉中的營養成分高於芹菜莖，建議一同食用。

4. 芹菜含有吸光劑，食用後曬太陽會容易變黑，這讓不少喜歡吃芹菜的人們為之苦惱，但其實只要不過量，或在夜間食用，便不需擔心。

5. 芹菜的鈉含量較高，烹調時可儘量減少放鹽量。

6. 芹菜有鎮定神經的作用，失眠者可以常吃。芹菜汁做法是將半棵芹菜攪拌出汁，加點蜂蜜，再加入熱水調勻，直接飲用，這可使神經放鬆，便於入睡。此外，還可依據個人口味稍微加點白酒或其他飲料。

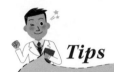

Tips

去除葉片可增加芹菜的保存時間，但葉片富含營養素亦造成浪費，仍建議一起吃下肚。

愛注意！煮食小地雷

1. 血壓低者不宜吃芹菜，這是因為其中的芹菜素成分，有降血壓的作用。

2. 芹菜為一種性寒蔬菜，身體虛弱者不宜過量；此外，想懷孕的女性或孕婦，亦須情況調整分量。

3. 由於腎臟患者不易把鉀排出體外，故需謹慎食用富含鉀的芹菜。

4. 芹菜與黃瓜同食，維生素C將會被分解破壞，降低營養價值。

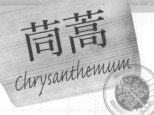

茼蒿
chrysanthemum

產季 ① ② ③ ④ ⑤ ⑥ ⑦ ⑧ ⑨ ⑩ ⑪ ⑫（月）

1 茼蒿放進冰箱前，需先將多餘水分擦乾。

2 茼蒿是煮火鍋的愛用蔬菜。

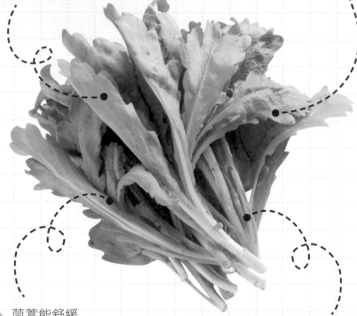

3 茼蒿能舒緩喉嚨不適。

4 茼蒿口味特殊，相當適合大火快炒。

小檔案

挑出尚青的食材

茼蒿含揮發性精油，香氣四溢。選購茼蒿時葉片要翠綠、無腐爛或變黃，莖粗而長者表示生長過度，纖維太粗，折不斷表示太老，皆不建議購買。

當地生產好食材

茼蒿生長適溫在15～20℃，入冬之後最合時宜，常成為火鍋的材料，在台灣各地均有栽培，以台北社子、士林、彰化、雲林最多。

保存妙招

茼蒿不耐放，故購買時葉菜如果太濕，勢必要先擦掉多餘水分，以免軟爛；並用紙巾與保鮮膜包裹保濕，直立冷藏可保存2天。

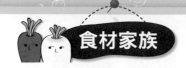

食材家族

Part **3** 一秒變專家！葉菜類的挑、洗、藏、煮、食

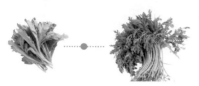

Special

山茼蒿 與茼蒿葉片不同，為裂葉種，且味道更濃烈。其葉子小，煮後分量更少，但莖較多口感較脆，亦是冬至時節煮鹹湯圓、火鍋的常見配菜。

🔍 營養放大鏡（每100克含有的營養成分）

熱量	膳食纖維	三大營養素			維生素			
		蛋白質	脂肪	碳水化合物	A	B₁	B₂	B₆
12.3kcal	1.14g	0.8g	0.1g	2.4g	969IU	0.02mg	0.04mg	0.05mg

維生素			礦物質						
B₁₂	C	E	鈉	鉀	鈣	鎂	磷	鐵	鋅
—	7.9mg	0.24mg	46mg	321mg	86mg	12.4mg	27.6mg	0.09mg	0.4mg

🥢 愈呷愈健康

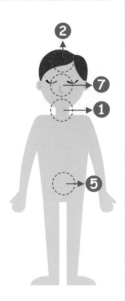

❶ 茼蒿有菊科植物的特殊蒿氣，具健胃作用，能幫助消化、舒緩咳嗽。

❷ 食用茼蒿會攝入膽鹼及揮發油，能補脾健胃、降壓益腦、增強記憶力。

❸ 茼蒿富含葉綠素，具淨化血液的作用；含鐵、鈣、葉酸和維生素K，可製造血液、操控凝血過程，並強化骨骼，有益於兒童、老人和貧血患者。

❹ β-胡蘿蔔素、維生素A可幫助人體抗氧化、防癌症，此兩者皆可透過茼蒿獲得。

❺ 茼蒿富含纖維質，能通腸利便、預防便祕，降低三酸甘油脂、膽固醇等作用。

❻ 富含鉀的茼蒿，有助於預防高血壓。

❼ 茼蒿所富含的維生素A，有助於抵抗呼吸系統感染、防止視力退化，促進皮膚、頭髮、牙齒的健康。

快易煮！營養不流失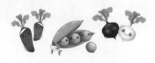

❶ 茼蒿因根部著土，且微量農藥大多殘留在葉面上，故建議清洗時應將葉片連同根、莖一起從正面整株沖洗，且水流不可太大，以免葉片受傷；或是沖洗後浸泡在流動的水中約10分鐘，以洗掉農藥。另外，烹調前，可先切除根部約1公分左右的長度，葉片則在下鍋前，一葉一葉剝開烹煮即可。

❷ 茼蒿裡的精油易揮發，故不適宜長時間烹煮，以免降低其健胃作用，建議用大火快炒或汆燙較佳。

❸ 茼蒿洗淨後，下滾水中汆燙，撈起泡涼水，可保持顏色翠綠。

❹ 茼蒿有促進蛋白質代謝及胺基酸的利用、脂肪的分解。因此與肉類共食，可助消化、解油膩，以及提升食慾的作用。

Tips

茼蒿有一個有趣的別名「打某菜」，因為茼蒿一經燙煮，縮小成一小盤，老公以為老婆偷吃，打老婆一頓。

愛注意！煮食小地雷

1 茼蒿富含纖維，有通便利腸之效，唯解稀便、久腹瀉者，因其胃腸較為虛寒，故食用茼蒿應少量為好。

2 腎臟病人因排鉀功能差，故需控制攝入含鉀量高的茼蒿，建議可吃瀝乾湯汁的茼蒿，以免吃進更多鉀。

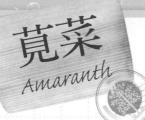

莧菜
Amaranth

1 多吃莧菜可促進皮膚、頭髮、牙齒的健康。

2 未除根的莧菜可保存較久。

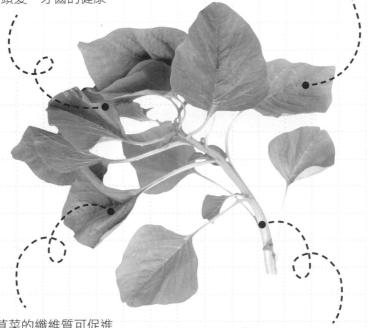

3 莧菜的纖維質可促進消化、通便。

4 莧菜的葉子，若觸感幼嫩代表是新鮮品。

小檔案

挑出尚青的食材

挑選莧菜時，梗部細且短者，口感較嫩；另外，也可檢查莧菜的葉子，觸感柔嫩者較新鮮，若是粗糙代表較老，透過手感可明顯察覺兩者之間的差異性。

當地生產好食材

莧菜耐濕耐高溫，生長速度快，全年皆可生產，氣溫高、產量大，6月至10月是盛產期，雲林二崙鄉是台灣莧菜最大產地，其餘則是各地皆有栽培。

保存妙招

已除根的莧菜應用報紙包覆冷藏，可保存2天；未除根的莧菜，則以濕紙巾包裹根部冷藏，能保存5天。亦可將可食用部分摘剪下來冷藏。

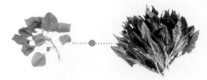

Red

紅莧菜 一般常見的白莧菜，全株淺綠，紅莧菜則帶有紫紅斑點，鐵質含量較多，有凝血、造血的功效。另外，紅莧菜炒熟後的湯汁呈紫紅色。

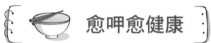

營養放大鏡（每100克含有的營養成分）

熱量	膳食纖維	三大營養素			維生素			
		蛋白質	脂肪	碳水化合物	A	B₁	B₂	B₆
17.5kcal	2.4g	1.9g	0.3g	2.6g	2828IU	0.02mg	0.08mg	0.007mg

維生素			礦物質						
B₁₂	C	E	鈉	鉀	鈣	鎂	磷	鐵	鋅
—	12.5mg	0.13mg	20mg	507mg	146mg	46mg	45mg	4.6mg	0.6mg

愈呷愈健康

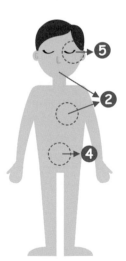

❶ 維生素、鉀、鈣、鐵及硒，都是莧菜的營養成分，有**抗氧化、清熱解毒、降肝火**的作用。

❷ 莧菜葉富含易被人體吸收的鈣質，對**牙齒的保健和骨骼的生長**有促進的作用，並能幫助維持**正常的心肌活動**，防止肌肉痙攣。

❸ 富含鐵、維生素K的莧菜，有幫助凝血、造血的作用，可增加血紅蛋白含量並提高攜氧能力，對**預防貧血**有助益。

❹ 莧菜的纖維素可促進腸胃蠕動，不僅能**清熱解毒**，還可利**尿通便**。

❺ 莧菜所富含的維生素A，有助於**抗氧化、防癌**，以及保護眼睛，促進皮膚、頭髮、牙齒健康的作用。

❻ 莧菜富含鉀，可調節**血壓**，並有預防高血壓的效果。

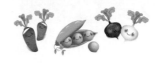

快易煮！營養不流失

❶ 莧菜易栽培、抗蟲害力強，雖說農藥殘留相對較其他菜類低，但仍需以流水清洗。

❷ 烹調莧菜時，可直接切段，或剝下葉片、撕除莖外皮纖維後再切段，口感會比較滑嫩。

❸ 因炒莧菜時會出很多水，所以在烹煮過程中可不必加水。

❹ 初夏時分，是莧菜成熟的季節，此時營養價值很高，宜用沸水稍微汆燙，去除莧菜的澀味；此外，在料理莧菜時不宜加醋，但適合放入大蒜末，且烹飪時間不宜過長，以免損失營養成分。

Tips

莧菜常與吻魚一起烹煮，「吻魚莧菜」為一種常見的家常菜，兩者皆富含鈣質，小朋友多吃可幫助發育。

愛注意！煮食小地雷

1 莧菜含草酸，故有痛風、腎臟疾病、易結石體質、類風濕性關節炎患者需先詢問醫師病情後再食用。

2 含有大量纖維的莧菜，若是平常胃腸有寒氣、容易拉肚子、消化不良、腹脹氣的人，皆不宜大量食用，可以少量攝取。

3 有過敏性體質者，不宜一次吃過多莧菜，因其攝入後經日光照射將可能引發植物日光性皮炎的嚴重症狀，需多加注意。

4 莧菜與牛奶不宜同食，會降低鈣質吸收作用。

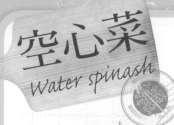

空心菜
Water spinash

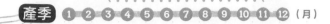

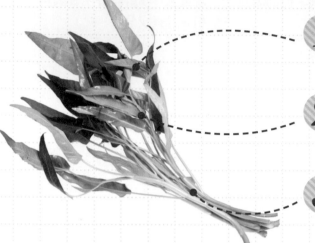

1 水耕的空心菜口感較脆，陸耕味道則偏濃。

2 空心菜具有利尿、消腫、降血壓的功效。

3 空心菜泡水，可保持其顏色鮮綠。

小檔案

挑出尚青的食材

空心菜因莖部中空而得名，又稱蕹菜、甕菜、無心菜。選購時以翠綠者佳，莖部有彈性、易折斷，則代表新鮮。

當地生產好食材

空心菜喜高溫多濕環境，台灣全年生產，尤其春、夏、秋三季則為盛產季，其產地為：彰化、雲林、嘉義、屏東。

保存妙招

可先用濕紙巾包裹空心菜根部，再用報紙包覆後置入冰箱冷藏，可避免流失水分，存放期約4～5天。

🔍 營養放大鏡（每100克含有的營養成分）

熱量	膳食纖維	三大營養素			維生素			
		蛋白質	脂肪	碳水化合物	A	B₁	B₂	B₆
21kcal	2.5g	2g	0.25g	3.5g	2309IU	0.05mg	0.15mg	0.1mg

維生素			礦物質						
B₁₂	C	E	鈉	鉀	鈣	鎂	磷	鐵	鋅
—	12.7mg	0.67mg	66mg	397mg	70mg	29mg	41mg	2.09mg	0.26mg

愈呷愈健康

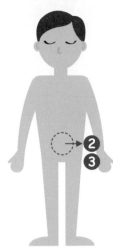

1. 空心菜的營養成分主要是維生素C、磷、鈉、醣類，多吃可**降血壓**，且對暑熱引起的眼睛紅腫、牙齦腫痛、流鼻血有改善效果。

2. 富含膳食纖維的空心菜可促進**腸胃蠕動、改善便祕，降膽固醇**；黑膠則可促使排除體內有毒物；木質素則能提高巨噬細胞、吞食細菌的活力。

3. 空心菜含大量的鉀，具有利尿、消腫、降血壓的功效。

4. 空心菜富含維生素C、胡蘿蔔素，可**增強體質、防病抗癌**；有助於膽固醇的代謝，適合高血脂患者食用。

5. 維生素A可**抑制致癌物活性**，亦可**抗氧化**，食用空心菜可從中獲取。

快易煮！營養不流失

1. 由於空心菜容易失水而軟萎，故在烹煮前泡水約半小時，可恢復其鮮綠質感。

2. 空心菜易氧化變黑，大火快炒，或是添加醋與檸檬，可保持色澤。又或者選擇水耕空心菜較不易變黑。

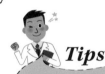

Tips

空心菜分為水耕和陸耕，水耕者葉面較大、口感較脆；陸耕者葉子呈細長狀、味道較濃。

愛注意！煮食小地雷

1 喝牛奶時，不宜同時食用空心菜，空心菜含草酸，會造成鈣、鋅、鐵難以吸收，降低營養價值。

2 空心菜性涼，故血壓偏低、體質虛弱、脾胃虛寒、腹瀉者不宜多吃；此外，空心菜含鉀量高，腎功能不好者應減量。

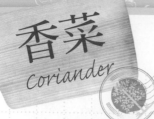

香菜
coriander

產季　1　2　3　4　5　6　7　8　9　10　11　12　（月）

 1 香菜是一種辛香料，香味濃，多用來增加料理香氣。

 2 香菜可幫助人體排出內的有害金屬。

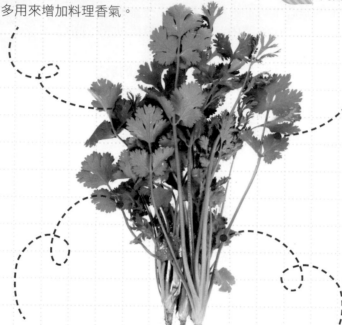

 3 香菜富含維生素A，有保護眼睛的作用。

 4 香菜因含刺激性氣味，害蟲不愛，故農藥問題較小。

小檔案

挑出尚青的食材

香菜葉外觀呈鋸齒狀且香味濃；選購時應以全株完整、質地脆嫩、葉片色澤青綠、香氣濃郁，無腐爛、不枯萎、未抽苔開花者為佳。

 當地生產好食材

香菜是一種辛香料，閩南語叫「芫荽」，多用增添食物香氣。其性喜陽光，耐寒不耐高溫，初冬是較好的生長季。彰化縣北斗鎮占全台灣生產的90%。

 保存妙招

香菜可洗淨、瀝水、切末後，分小包裝冷凍。亦可將香菜豎立於容器內，加水淹過根部，再外包塑膠袋冷藏，可放置約1個月。

食材家族

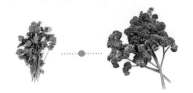

Parsley

洋香菜
又稱巴西利、荷蘭芹、洋芫荽，可說是西方的香菜，常使用在西式餐點，無論肉類、海鮮蔬菜或是湯品中，都可添加以提升風味，甚至也經常用以擺盤裝飾。

營養放大鏡（每100克含有的營養成分）

熱量	膳食纖維
26kcal	3.2g

三大營養素		
蛋白質	脂肪	碳水化合物
2.26g	0.25g	4.5g

維生素			
A	B₁	B₂	B₆
12085IU	0.06mg	0.17mg	0.13mg

維生素		
B₁₂	C	E
—	72mg	0.67mg

礦物質						
鈉	鉀	鈣	鎂	磷	鐵	鋅
17mg	303mg	60.7mg	17.3mg	38mg	2.1mg	2mg

愈呷愈健康

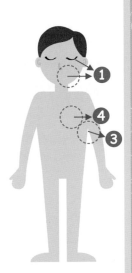

❶ 香菜富含維生素A、C，可緩解眼睛疲勞，預防近視、乾眼症、夜盲症，能降低感冒、喉嚨發炎的機會，亦可美白淨膚，有抗氧化、防癌的作用。

❷ 食用富含抗氧化劑、精油、維生素和膳食纖維的香菜，可減少體內的壞膽固醇。

❸ 香菜提取液與其特殊香味能刺激汗腺分泌，促使機體發汗，透疹。

❹ 鉀有助於調節心臟和血壓，食用香菜可以攝取。

❺ 鐵能造血補血，為香菜重要的營養素；而香菜的鈣能強化骨骼。

❻ 根據多國研究發現，香菜有助於快速排出人體內重金屬的殘留，如汞、砷、鉛、鎘等。

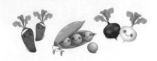

快易煮！營養不流失

① 具有刺激性氣味而少蟲害的香菜，一般噴灑農藥量較少，故以流水洗淨即可。

② 香菜中所含的許多揮發油，是其特殊香氣的來源。它能去除肉類的腥羶味，因此加入菜餚中，能有去腥、提味的獨特功效。

③ 使用前，以炒鍋或烤箱稍微烘過香菜，其香氣更盛。

④ 香菜的維生素C易因加熱而流失，建議生食或在完成料理後再撒入。

⑤ 腐爛、發黃的香菜不要食用，因其不僅缺乏香氣、喪失營養功效，甚至還可能會產生毒素。

Tips

香菜會促進子宮收縮，故孕婦不宜大量食用，但可先詢問醫生後，再斟酌食用。

愛注意！煮食小地雷

1 香菜味辛性溫，故患有腳氣、狐臭、口臭、胃潰瘍、淋病、腎炎、皮膚病、眼疾，以及火氣旺盛者不可多食。

2 生黃瓜、生紅蘿蔔含維生素C分解酶，因此不建議與香菜一起食用，會破壞其營養價值。

3 香菜性溫，故麻疹已透或雖未透出但熱毒壅滯者不宜食用；此外，氣虛體質的人也不可多吃香菜。

4 服用補藥和中藥時，若含有白朮、丹皮等藥材，不宜同時服用香菜，以免降低療效。

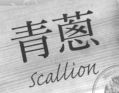

青蔥
scallion

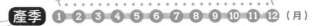
產季 1 2 3 4 5 6 7 8 9 10 11 12 （月）

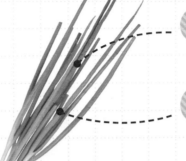

 1 青蔥的黏液會凝集不正常細胞。

 2 蔥白常用來爆香；蔥綠常用來增色。

 3 青蔥富含膳食纖維，可維持腸道濕潤。

小檔案

 挑出尚青的食材

選購青蔥時，以蔥白長而挺直者為佳。蔥葉整齊翠綠，且表面有天然蠟者較新鮮，而蔥壁黏液越多則越健康。

當地生產好食材

青蔥在台灣各地均有栽培，以雲林、宜蘭為主，其品種繁多，全年均能生產，以四季蔥最受歡迎。

 保存妙招

青蔥用報紙包裹冷藏可保存1週；切段後，覆蓋一張紙巾，可冷藏2週；切末後，放入夾鏈袋，可冷凍8週。

 ## 營養放大鏡（每100克含有的營養成分）

熱量	膳食纖維	三大營養素			維生素			
		蛋白質	脂肪	碳水化合物	A	B₁	B₂	B₆
22.5kcal	2.5g	1.5g	1.55g	4g	1037IU	0.06mg	0.07mg	0.16mg

維生素			礦物質						
B₁₂	C	E	鈉	鉀	鈣	鎂	磷	鐵	鋅
—	11mg	0.24mg	2.7mg	174mg	54mg	14.6mg	25mg	0.88mg	0.2mg

愈呷愈健康

❶ 青蔥的刺激性氣味，來自於蒜素的揮發性成分，可抗菌殺菌，有化痰、緩解喉嚨痛之效。此外，可促使排除致癌物的酵素活性增加，減少罹癌機率。

❷ 富含蘋果酸、磷酸糖的青蔥，能興奮神經系統、刺激血液循環，有發汗、增強消化液分泌、增加食慾的作用。

❸ 青蔥含各種保護性的營養素，包括鉀、鈣、維生素C、E、葉酸、胡蘿蔔素，能抗氧化、保護心血管。

❹ 多食用蔥可提升免疫力，因為蔥葉內側的黏液含多醣體，會凝集不正常細胞，加速體內有害物質排出。

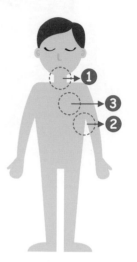

 ## 快易煮！營養不流失

❶ 青蔥葉子為圓筒形，中空，且脆弱易折，常見於東方料理；其蔥白辛辣氣味明顯，用於爆香；蔥綠則較常切成蔥花，為料理增色。

❷ 研究發現，蔥白和蔥葉有不同營養成分，其中蔥葉含有葉綠素、類胡蘿蔔素，可抗氧化、抵抗輻射、清除毒素等，建議可一同料理。

❸ 大蔥與貝類（如螺、蚌、蟹等）共食，能緩解寒性，亦能抗過敏。

❹ 烹調高蛋白質食物時，加入蔥能提高人體對蛋白質的吸收。

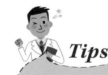

Tips

保存青蔥時，不宜用塑膠袋包得密不透風，否則青蔥被悶起來，空氣不流通，易壞掉。

愛注意！煮食小地雷

1 蜂蜜的有機酸、酶類，遇上蔥的含硫胺基酸，會導致腹瀉。

2 患有胃腸道疾病，特別是潰瘍者，因須避免過度刺激，故不宜過量吃蔥。此外，眼睛虛弱者，吃蔥會刺激眼睛、損害視力，故應控制。

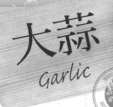

大蒜
Garlic

Part
3
一秒變專家！葉菜類的挑、洗、藏、煮、食

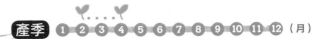

產季 ① ② ③ ④ ⑤ ⑥ ⑦ ⑧ ⑨ ⑩ ⑪ ⑫（月）

 1 大蒜含維生素A、B、C及礦物質。

 2 大蒜素有強大的殺菌作用。

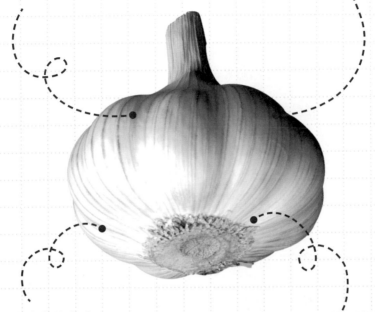

 3 貯藏大蒜的方法，會因季節而有不同。

 4 硒有助於減輕糖尿病病情，故可透過大蒜攝取。

小檔案

 挑出尚青的食材

大蒜又稱作蒜、蒜頭，為一種辛辣食物，有刺激性氣味。挑選時，應以蒜膜光亮、蒜肉白、蒜瓣硬、蒜芽短、蒜味淡者為良品。

 當地生產好食材

大蒜喜冷涼、不耐熱，在台灣為越冬栽培作物。而台灣主要產地為雲林縣、台南縣與彰化縣，其中雲林縣為最大產區，佔全國總產量85%左右。

 保存妙招

保存大蒜應依四季而有所變化。春天：日曬晾掛。夏天：儲藏通風處。秋天：儲藏高溫處。冬天：去芽冷藏，或切末冷凍。

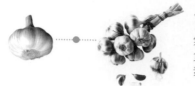

Spicy

紫皮蒜

其外皮為紫色或紫紅色，紫皮大蒜以蒜瓣肥大，汁多，氣味濃郁，搗爛成泥、久放也不變味道而頗負盛名。和白皮蒜相比，口感更辛辣、大蒜素含量更高、殺菌效果更明顯。

營養放大鏡（每100克含有的營養成分）

熱量	膳食纖維	三大營養素			維生素			
		蛋白質	脂肪	碳水化合物	A	B₁	B₂	B₆
126kcal	4.7g	6g	0.01g	28g	9IU	0.16mg	0.07mg	1.4mg

維生素			礦物質						
B₁₂	C	E	鈉	鉀	鈣	鎂	磷	鐵	鋅
—	16.6mg	0.24mg	6mg	404mg	12.6mg	20.6mg	139mg	1.3mg	0.7mg

愈呷愈健康

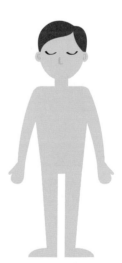

❶ 含維生素A、B、C及礦物質的大蒜，可**降低膽固醇、控制血壓、抗發炎、抗氧化與抗衰老**。

❷ 大蒜有多種含硫物質，如大蒜素具較強的抑菌、抗菌、殺菌作用，可提高免疫力、**預防感冒**；亦可**抗癌**。

❸ 經常食用大蒜，可**調節胰島素**，因其中的硒能減輕糖尿病病情。

❹ 目前抗菌作用最強的天然植物即為大蒜，其中的含硫化合物，具有奇強的抗菌消炎作用，對多種球菌、桿菌、真菌和病毒等均有抑制和殺滅作用。

❺ 吃進大蒜可有效補充腎臟所需物質，改善因腎氣不足而引發的渾身無力症狀，並可促進精子生成，提高精蟲數量。

❻ 大蒜可有效抑制和殺死引起腸胃疾病的幽門螺桿菌，能清除腸胃有毒物質，刺激胃腸粘膜，促進食慾，加速消化。

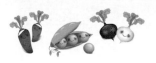

快易煮！營養不流失

❶ 大蒜可直接食用，或供調味用，常食用有助殺滅體中壞菌。

❷ 若擔心蒜味逼人，可高溫烹煮，破壞蒜氨酸酶的活性，以減少蒜味。

❸ 炒大蒜時可加入少許糖，糖對大蒜素有保護作用。

❹ 大蒜素遇熱易分解，會降低殺菌作用，所以生食大蒜會比熟食更有益健康。

❺ 將生大蒜搗碎成泥並放置10～15分鐘，有助於大蒜素的生成。

❻ 蒜拌涼菜或在佐料中加入蒜泥，都是健康營養的吃法。

Tips

大蒜含鍺，能促進血液循環，消除疲勞、增強體力，並有促進荷爾蒙分泌的功效。

愛注意！煮食小地雷

1 腸胃功能不好或發炎者，特別是胃潰瘍，應避免生食大蒜，以免大蒜素刺激腸胃黏膜，加重腹痛、腹瀉。

2 肝病患者若能每天少量攝取大蒜，可補充血液中的鋅。不過，肝硬化患者因血液凝結速度慢，若吃過量，會引起消化道出血。

3 古人說：「蒜治百病，唯害一目」。故長期或大量吃蒜者，對眼睛有害，所以吃蒜要適量，尤其是有眼病的人，在治療時必須忌食辛辣物。

4 古人認為多食蒜會耗散體內的氣，同時也會消耗血，故身體差、氣血虛弱的人要注意食用量。

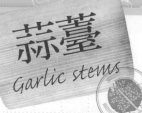

蒜薹
Garlic stems

產季 ① ② ③ ④ ⑤ ⑥ ⑦ ⑧ ⑨ ⑩ ⑪ ⑫（月）

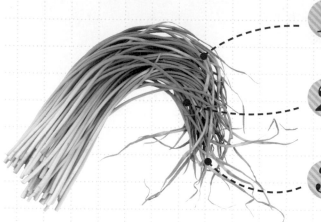

1 蒜薹含有粗纖維，可預防便祕。

2 品質好的蒜薹較長。

3 蒜薹殺菌力強，是因內含辣素。

小檔案

 挑出尚青的食材

品質好的蒜薹，應以新鮮、脆嫩，無粗老纖維，條長，上部呈濃綠，基部呈嫩白者為好。

當地生產好食材

蒜薹是大蒜的花莖，而花蒜為台灣採收蒜薹之主要品種，栽培在學甲、台南地區。

 保存妙招

蒜薹買回家以後，應以報紙包裹，放入冰箱內冷藏，可保存約一週的時間。

🔍 營養放大鏡（每100克含有的營養成分）

熱量	膳食纖維	三大營養素			維生素			
		蛋白質	脂肪	碳水化合物	A	B₁	B₂	B₆
61kcal	2.5g	2g	0.1g	15.4g	80IU	1mg	1mg	1mg

維生素			礦物質						
B₁₂	C	E	鈉	鉀	鈣	鎂	磷	鐵	鋅
—	1mg	1.04mg	3.8mg	161mg	19mg	28mg	52mg	4.2mg	1.04mg

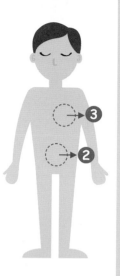

愈呷愈健康

1. 蒜薹含有糖類、胡蘿蔔素、維生素A、維生素B$_2$、維生素C、鈣、磷等成分，可降低膽固醇、預防高血壓、防止發炎、抗氧化、減緩衰老。

2. 粗纖維可**預防便祕**、**清理腸道**，加速腸內毒素排出，預防大腸癌，而蒜薹的纖維粗、含量多，能達到前述作用。

3. 蒜薹中含有豐富的維生素C，可降血脂、**預防冠心病和動脈硬化**，亦能**防癌**。

4. 食用蒜薹可攝取到辣素，其殺菌力強，可以**預防流感**、**防止傷口感染**，還有驅蟲的功能。

快易煮！營養不流失

1. 蒜薹主要用於炒食，或做配料，皆是攝取維生素C好來源。

2. 蒜薹不宜煮得過爛，以免辣素被破壞，導致殺菌作用降低。

3. 炒蒜薹時，一定要大火快炒，見其翠綠，即可起鍋，炒過頭的蒜薹恐會失去其脆度，使口感扣分。

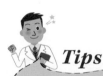

Tips

過量食用辛辣食材會影響視力，蒜薹為其中一種，因此視力不佳者，應適量攝取。

愛注意！煮食小地雷

1. 消化不佳的人宜少吃蒜薹，因其纖維屬於粗纖維，屬於刺激性食材，食用過量恐刺激腸胃。

2. 有肝病的人過量食用蒜薹，易造成肝功能障礙。

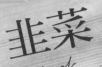

韭菜
Leek

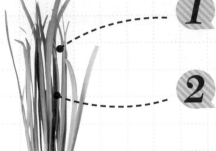

1 未立即食用的韭菜部分可不用清洗。

2 韭菜常使用於水餃、韭菜盒內餡。

3 韭菜味可殺菌驅蟲。

小檔案

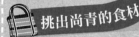 **挑出尚青的食材**

韭菜屬於調味用菜，因其有股特殊氣味。購買時須注意，新鮮的韭菜應以顏色翠綠，莖桿直者為優質品。

當地生產好食材

韭菜原生於寒帶但因其耐暑，故四季可生產；尤以初春品質最佳。產地集中在花蓮、彰化與桃園。

保存妙招

未立即食用的韭菜部分，不必清洗，直接以報紙包裹、套進塑膠袋，送進冷藏，約可保存1週。

 ## 營養放大鏡（每100克含有的營養成分）

熱量	膳食纖維	三大營養素			維生素			
		蛋白質	脂肪	碳水化合物	A	B₁	B₂	B₆
22kcal	2.24g	1.7g	0.36g	3.7g	3919IU	0.04mg	0.08mg	0.12mg

維生素			礦物質						
B₁₂	C	E	鈉	鉀	鈣	鎂	磷	鐵	鋅
—	14mg	0.42mg	2.7mg	300mg	51.5mg	20mg	27.5mg	1.6mg	0.4mg

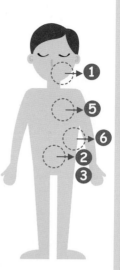

愈呷愈健康

1. 韭菜富含葉紅素、蛋白質、維生素A、B、C，亦含揮發性油，可**消腫散瘀、益脾健脾、養肝**；亦有預防感冒、抗氧化，美白美容等作用。
2. 味辛性溫的韭菜，可殺菌驅蟲，有清除腸胃積滯，促進消化等功效。
3. 膳食纖維可**防治便祕**，為韭菜重要的營養素。
4. 胡蘿蔔素能透過食用韭菜時攝取，可**預防多種細胞癌病變**。
5. 韭菜含揮發性精油及含硫化合物，可降低血脂、擴張血管、穩定血壓、預防冠狀動脈硬化。
6. 吃韭菜可促進血液循環、加速新陳代謝，並可以減輕腰痛等不適。

快易煮！營養不流失

1. 韭菜含有濃郁的氣味，很適合搭配海鮮大火炒，彼此的香氣完美結合，且富含蛋白質。
2. 韭菜含豐富的維生素B群，避免長時間加熱造成營養素破壞。

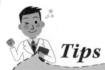

Tips

若要消除韭菜異味，可在吃完後，喝一杯牛奶，使其中的蛋白質與韭菜發生反應，便能去除難聞異味。

愛注意！煮食小地雷

1 韭菜不宜與蜂蜜同食，因韭菜富含維生素C，易被蜂蜜的銅、鐵氧化而失去作用。

2 火氣大、便祕、痔瘡者不宜多吃韭菜，以免屬性溫熱的韭菜，讓症狀加劇。

3 有消化道疾病或消化不良的人須減少攝取量，以免引起腹脹。

Part 4

一秒變專家！
花果瓜菜類的
挑、洗、藏、煮、食

瓜類蔬菜：高鉀、低鈉、水量多，非常適合夏天吃。

果類蔬菜：果實綿密疏鬆、多汁且有種子。

花類蔬菜：植物之花蕾，稀有、特別之菜餚。

台灣氣候條件，適合各類花果瓜菜食材生長！

全年提供不同的品種、不同的營養！

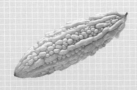

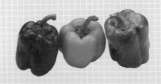
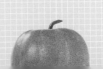

番茄中的茄紅素
頗受到醫界推崇，
究竟有什麼稀奇呢？

答案就在 **P.105**
【愈呷愈健康】

金針閃耀著金黃色澤，
看了口水都要滴下來，
它一定很美味？

答案就在 **P.117**
【愛注意！飲食小地雷】

苦瓜味道苦，是不是別
和其他食材一起煮阿？
以免大家一起苦？

答案就在 **P.131**
【快易煮！營養不流失】

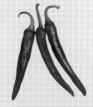

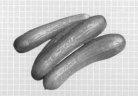

儲、沖、刷、浸、切，花果瓜菜農藥不上身。

　　我們食用花果瓜菜類的部分是它的果實，其清洗方式大同小異，而金針花雖是花朵，但性質相似，故在此一併說明。

　　花果瓜菜類農作物，多半為連續採收作物，果實成熟速度不一，可能同一株上便有部分果實，其他則尚未成熟，故同時收成幾乎很難。因此施用農藥後，無法等到過了安全採收期才一起採收，故連續採收作物常被檢驗出農藥殘留過量的情形。

　　表面光滑的蔬菜其農藥殘留量相對較低，而葉面不光滑、有絨毛、果型凹凸不平、葉面蠟質厚者則殘留量較高。其中番茄、甜椒等，常以生吃的方式食用，所以清洗工作更加重要。以下將針對各種類，介紹其清洗方式：

茄科和花果菜類 如▶ 番茄、茄子、辣椒、青椒。

| **儲放** | 將食材儲放於室溫下至少3天，其本身內部的酵素不僅能降解農藥，食材表層所殘留的農藥，也會因與空氣的接觸而消散。 |

| **防腐** | 在儲放食材的過程中，必須留意其狀態，若食材變質或稍有不新鮮，便須儘快放進冰箱冷藏，以免其腐敗或長出黴菌。 |

| **沖洗** | 食用前，以流水將其沖乾淨，可一面用手搓洗，或是拿軟毛刷刷洗表面。 |

| **浸泡** | 不方便搓洗、刷洗的小果實類，可以搭配「浸泡」的步驟，以清除農藥殘留。 |

| **切除** | 果實如果有凹凸不平的蒂頭，將其切除更能避免農藥附著食材表面。 |

入菜花卉 如▸ 金針花。

沖洗 由於花朵細緻，較易撕裂、破碎，因此不要大力搓洗，必須捧在水龍頭下，以小水流從各方向沖洗。

↓

浸泡 放入水盆中，以清水浸泡，並偶爾攪動，數分鐘後取出，瀝乾水，再注入清水，重複以上步驟數次，才能帶走農藥。

瓜類蔬菜 如▸ 南瓜、黃瓜、絲瓜、冬瓜、苦瓜。

儲放 由於大多數的瓜類食材較耐儲放，故買回來後，可將其置於常溫下的通風處，透過與空氣接觸，降解瓜類食材表皮上所殘留的農藥。

↓

防腐 瓜類食材雖耐儲放，但仍然要常常注意其新鮮度，若食材有變質或腐敗的情形，最好還是放進冰箱冷藏。雖然食材處在低溫下會使農藥消散的速度減緩，但仍有一定的降解效果。

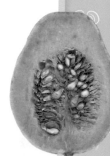

↓

刷洗 食用前需刷洗乾淨，蒂頭朝下，以軟毛刷刷洗，表面有凸起或凹陷紋路的蔬菜，需特別仔細刷洗。

↓

切除 果實如果有蒂頭，將其切除，更能避免殘留農藥的二次汙染。

↓

去皮 必須去皮吃的蔬菜，務必在削皮前刷洗乾淨，以免農藥殘留，使得刀具沾染到果肉。

　　多數民眾在清洗花果瓜菜類的食材時，常會以流動清水或浸泡的方式來洗去髒汙與農藥，甚至是加入蔬果清潔劑泡洗，認為會較為乾淨、無農藥之虞；但其實利用軟毛刷更能刷掉花果瓜菜上的頑強汙垢與農藥，尤其像是不必去皮就能食用的青椒、小黃瓜，或表面凹凸不平整的苦瓜，使用軟毛刷刷洗比起只靠雙手搓洗，對於去除農藥更有事半功倍之效。

番茄
Tomato

產季 ① ② ③ ④ ⑤ ⑥ ⑦ ⑧ ⑨ ⑩ ⑪ ⑫ （月）

 1 番茄越紅，
其甜度越高。

 2 番茄有茄紅素，是小有
名氣的抗癌食材。

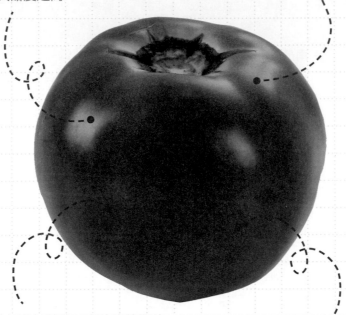

 3 茄紅素加熱後，會破壞外圍的
細胞壁，使其更容易釋出。

 4 番茄放在室溫下，
可幫助催熟。

小檔案

 挑出尚青的食材

挑選番茄時，觸摸出底
部應為圓滑弧度；聞起
來則有淡雅果香；外觀
無凹洞、黑點或傷痕。
此外，番茄以色紅為
佳，選擇顏色愈紅的番
茄愈甜。

當地生產好食材

番茄適合生長於不常下雨
的季節與地區，因此台
灣產地分布在南部和東
部，如嘉義、台南、
彰化、雲林、南投、
高雄、屏東、宜蘭、花
蓮和台東均有種植。

保存妙招

番茄買回家先放在室溫
下催熟，可使味道更濃
郁，然後包保鮮膜冷
藏，可存放約7天。小
番茄清洗後，可分裝小
袋，互相不堆疊，冷凍
可保存2～3週。

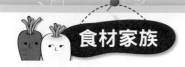

食材家族

Small 聖女小番茄

果實雖小，但糖度高且風味十足，適合現代人的食用習慣，近幾年相當風行，廣受喜愛，因此栽培面積也逐年漸漸增加。

Yellow 黃色小番茄

經改良後，台灣培育出高品質的黃色小番茄，其夏季耐熱性高、產量豐盛、果實品質優異，適合全年栽培。而黃色小番茄雖茄紅素較少，但胡蘿蔔素含量多。

 營養放大鏡（每100克含有的營養成分）

熱量	膳食纖維	三大營養素			維生素			
		蛋白質	脂肪	碳水化合物	A	B₁	B₂	B₆
18kcal	1g	0.7g	0.11g	4.04g	1319IU	0.03mg	0.01mg	0.1mg

維生素			礦物質						
B₁₂	C	E	鈉	鉀	鈣	鎂	磷	鐵	鋅
—	12.3mg	0.57mg	1.67mg	227mg	6.8mg	9.8mg	27.6mg	0.5mg	0.3mg

 愈呷愈健康

❶ 番茄有**生津止渴、清熱解毒、健胃消食**的功效，對高血壓、夜盲症、乾眼症等有改善作用。

❷ 茄紅素是一種抗氧化劑，有助於**延緩老化**、消除自由基、保護體內細胞，是優質的**抗癌食材**，可以**預防男性攝護腺癌和女性乳癌**。

❸ 類胡蘿蔔素、維生素C皆是番茄中的寶貴成分，可以**增強血管功能**，預防血管老化，與葉酸均能**維持皮膚健康**。

❹ 番茄的纖維質含量高，能夠幫助排便，亦可以**助消化、防止肥胖**。

❺ 番茄能**降壓**，可作為高血壓患者的輔助食療；此外，番茄能開胃，尤其是夏天，有刺激食慾的功效。

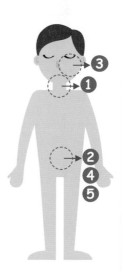

快易煮！營養不流失

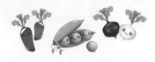

① 食用牛番茄應適量，每天最好2～3顆為宜。

② 吃番茄不要去皮，因外皮的茄紅素高於果實，愈紅的番茄，其茄紅素愈豐富，是果實的2～3倍。

③ 烹調番茄時最好大火快炒，以免其中的維生素因煮過久而被破壞。

④ 番茄中的茄紅素，必須經過加熱並吸收油脂，才能轉化為脂溶性維生素，被人體吸收。

⑤ 料理番茄時，應加入適量食用油，或與含油脂的肉類一起烹調，以獲取到更多營養。

 Tips

在義大利，大家都說：「番茄紅了，醫生的臉就綠了！」主要是強調茄紅素能提高人體免疫力。

愛注意！煮食小地雷

1 黃瓜含有維生素C分解酶，會破壞其他蔬菜中的維生素C，而番茄富含維生素C，故兩者若一起食用，會減低維生素C的攝取。

2 番茄不宜空腹食用，因其含有大量可溶性收斂劑等成分，與胃酸發生反應，會凝聚成不溶解的塊狀物，引起胃腸脹滿、疼痛等症狀。

3 未成熟的番茄含有龍葵鹼，食用後輕則感到口腔苦澀，重則中毒，會出現噁心、嘔吐、全身疲乏等不適現象。

4 番茄的茄紅素遇光、熱和氧氣極易分解，失去營養作用。因此，烹調時應避免長時間高溫加熱。

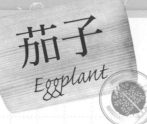

茄子
Eggplant

產季 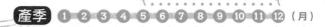 1 2 3 4 5 6 7 8 9 10 11 12 （月）

1 常吃茄子，可降低膽固醇。

2 茄子性寒，夏天食用，有助於清熱解暑。

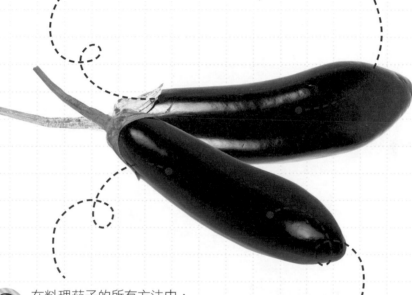

3 在料理茄子的所有方法中，拌茄泥無過多調味，最健康。

4 茄子切開容易氧化變黑，泡鹽水可以解決變色問題。

小檔案

挑出尚青的食材

挑選茄子時，以亮紫色最好，果形以完整有光澤、果肉飽滿有彈性、蒂頭包莢無分叉者為佳；而尾部膨大者，其口感較老。亦可用手秤重，確認其飽滿度。

當地生產好食材

茄子喜好濕熱的氣候，主要產季為夏、秋兩季。台灣茄子的主要產地在高雄、屏東，其次是彰化、南投，而其餘地區則是零星栽培。

保存妙招

茄子買回來後，應剪掉蒂頭，並擦乾茄身，以保鮮膜密封，置入冰箱冷藏。或者，可將其切段汆燙後冷藏，甚至切條後冷凍。

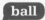

食材家族

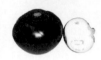

圓茄 呈圓球、扁球或橢圓形球狀。小巧可愛，與一般茄子主要的差別只在於外觀不同。

矮茄 呈卵形，植株較矮、種子較多。味道、口感與一般茄子無太大差異，僅外表不一樣。

營養放大鏡（每100克含有的營養成分）

		三大營養素			維生素			
熱量	膳食纖維	蛋白質	脂肪	碳水化合物	A	B_1	B_2	B_6
25kcal	2.75g	1.2g	0.16g	5.3g	10IU	0.05mg	0.04mg	0.09mg

維生素			礦物質						
B_{12}	C	E	鈉	鉀	鈣	鎂	磷	鐵	鋅
—	5.2mg	0.4mg	2.1mg	221mg	16mg	14.7mg	28.5mg	0.4mg	0.34mg

愈呷愈健康

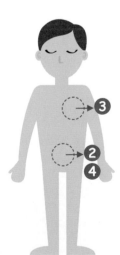

❶ 茄子含維生素B_1、菸鹼酸及鉀，有助於防治壞血病、**加速傷口癒合**。

❷ 排便不暢者，可攝取富含纖維質的茄子，能促進腸胃蠕動，**預防便祕**。

❸ 茄子含豐富的維生素P，可增強人體細胞間的黏著力，促進毛細血管的彈性，減低毛細血管的脆性及滲透性，防止破裂出血，**使心血管保持正常功能**。

❹ 茄子因含有龍葵鹼，能抑制消化系統腫瘤的生長，對於**防治胃癌有一定效果**。此外，茄子還有**清退癌熱**的作用。

❺ 維生素E有防止出血和抗衰老功能，常吃茄子，可使血液中的膽固醇維持水準，對**延緩人體衰老**頗有助益。

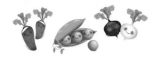

快易煮！營養不流失

① 茄子適用於燒、燜、蒸、炸、拌等烹調方法，如魚香茄子、肉片燒茄子……等皆為富含維生素之菜餚。

② 茄子切開後，很容易氧化變黑，清洗時先放在流水下沖洗一陣子，或是事先泡在鹽水裡，就可以解決變色問題了。

③ 茄子的營養素大多藏在紫色表皮中，因此建議不要削皮，此外亦不可長時間浸泡，才能吃得到其中的營養。

④ 茄子先過油可保持其顏色鮮豔，但油炸會造成營養流失，較不建議；另外，茄子切塊後立刻以鹽巴塗抹表皮及斷面，亦有防變色的效果。

Tips

烹煮茄子時，最好不要用油炸的方式，以免其中的維生素P會流失。

愛注意！煮食小地雷

1 手術前不可吃茄子，否則會影響麻醉劑的正常分解，以致於拖延到病人甦醒的時間，降低病人康復速度。

2 茄子性寒，體弱、拉肚子者不宜多食；脾胃虛寒、哮喘者不宜多吃；孕婦最好避免食用，以免流產。

3 老茄子含有較多茄鹼，此成分對人體有害，特別是秋後所產的老茄子，不宜食用。

4 茄子和蟹肉都是寒性食物，同食通常會造成腸胃不適，嚴重者還會導致腹瀉，特別是脾胃虛寒的人更應忌食。

辣椒
chili

產季 1 2 3 4 5 6 7 8 9 10 11 12 （月）

喝水不能解辣，喝牛奶可減輕辣椒的辣感。

辣椒可促進食慾。

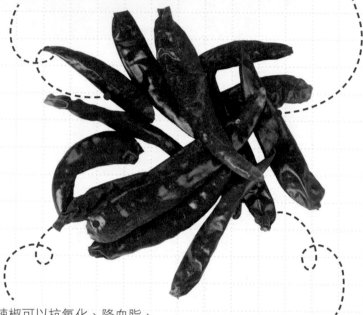

辣椒可以抗氧化、降血脂、防癌、減肥。

辣椒適宜生長在溫暖氣候，在台灣可全年生產。

小檔案

 挑出尚青的食材

辣椒外形多變，雖有圓錐形、長條形、羊角形，而選購辣椒時，應該挑外表鮮豔有光澤，且沒有乾枯、腐爛、蟲害者為好。

 當地生產好食材

辣椒喜溫暖乾燥的氣候，盛產期為12月至翌年6月。產地以彰化溪湖、嘉義水上、屏東萬丹為主，台東、花蓮也有栽培。

 保存妙招

辣椒洗淨後，去除蒂頭，亦可對切，接著挖除辣椒籽，放入密封袋，再置入冰箱冷凍，待烹調時，取出解凍後，即可使用。

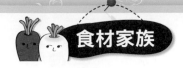

食材家族

Super Spicy

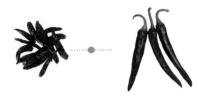

朝天椒

果實都較小而向上生長，又名指天椒，辣性特別強，是辣味料理主要選用之品種；台灣本土的辣椒則以雞心辣椒（櫻桃朝天椒）最辣。

 ## 營養放大鏡（每100克含有的營養成分）

熱量	膳食纖維	三大營養素			維生素			
		蛋白質	脂肪	碳水化合物	A	B₁	B₂	B₆
48kcal	6.9g	2.4g	0.7g	9.3g	5111IU	0.14mg	0.16mg	1.02mg

維生素			礦物質						
B₁₂	C	E	鈉	鉀	鈣	鎂	磷	鐵	鋅
—	154mg	6.4mg	13.7mg	361mg	15.7mg	25.7mg	54.8mg	3.08mg	0.3mg

 ## 愈呷愈健康

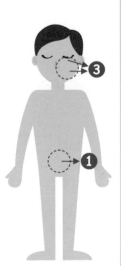

❶ 因辣椒含辣椒鹼，這成分能刺激唾液及胃液分泌，**健脾開胃**，**促進食慾**，所以吃辣椒不僅下飯，還能增加食量。

❷ 辣椒中含有蛋白質、胡蘿蔔素、脂肪、辣椒素以及鈣、磷、鐵等營養成分，營養豐富，而它的辣椒紅素，是有益身體的**抗氧化**成分。

❸ 維生素A及維生素C，可**治視力衰弱**、**預防感冒**、**養顏美容**，吃辣椒可吃進此二種維生素。

❹ 辣椒含辣椒素，可增加腎上腺素分泌，提高新陳代謝，以增加熱量消耗，達到**減肥**和**防止脂肪積聚**的效果。

❺ 辣椒含豐富的膳食纖維，也有一定的**降血脂作用**。

❻ 辣椒中含類胡蘿蔔素，能抵抗細胞產生突變，有**預防癌症**的作用。

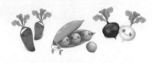

快易煮！營養不流失

① 若要處理大量辣椒，應先戴上手套，以免辛辣感灼傷皮膚或殘留在手上。

② 吃辣椒時，讓你感覺到辣的是辣椒素，辣椒素可以與脂類、酒精中合，所以喝啤酒、牛奶可以解辣，其中牛奶還能保護胃部。

③ 辣椒切得越細小，其辣度越辣，防止辣椒太辣的正確方法是將籽去除，可減低一半的辣度。

④ 辣椒可以和滋陰、降燥、瀉熱的食物一起烹調，如鴨肉、魚蝦、苦瓜、絲瓜、黃瓜、百合、綠葉菜……等，可清熱生津、消火解毒，尤其適合胃熱的人吃。

⑤ 烹調前先把辣椒在醋裡泡一會兒，或在烹調加入辣椒之料理時加點醋，皆可緩解上火。

⑥ 愛吃辣的人，餐後宜多吃酸味水果。酸味的水果含鞣酸、纖維素等，能刺激消化液分泌、加速腸胃蠕動，降低辣椒的刺激。

Tips

中醫提醒經常吃辣椒者，會出現咽喉腫痛或是嘴唇乾裂的情況，應多補充水分。

愛注意！煮食小地雷

1 患胃潰瘍、肺結核、食道炎、高血壓、關節炎、牙痛、喉痛、痔瘡等疾病的人，都不宜吃辣椒。

2 視力不好或者患有紅眼病、角膜炎等眼病者，不適合吃太多辣椒，以免加重病情。

3 辣椒具刺激性，不宜多吃，否則容易引起胃痛或誘發痔瘡。

青椒
Pepper

產季 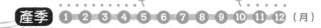 1 2 3 4 5 6 7 8 9 10 11 12 （月）

 1 未成熟的甜椒
就是青椒。

 2 青椒富含維生素C，是
非常棒的抗氧化食材。

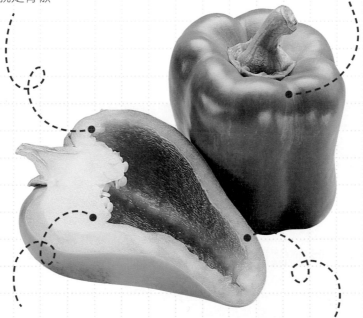

 3 青椒也可以生吃。

 4 患關節炎的人
不可多吃青椒。

小檔案

 挑出尚青的食材

挑選青椒時以果皮平滑，色澤鮮豔有光澤，皮薄肉厚，無腐爛、蟲害者較佳。此外，甜椒嫩果為青綠色，成熟後轉為紅色。

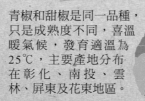 **當地生產好食材**

青椒和甜椒是同一品種，只是成熟度不同，喜溫暖氣候，發育適溫為25℃，主要產地分布在彰化、南投、雲林、屏東及花東地區。

 保存妙招

青椒放在室溫易變軟，應先裝入打孔的袋子，避免密不透風，再置於冰箱最下層冷藏，趁其變軟之前食用。

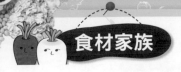

食材家族

Colorful

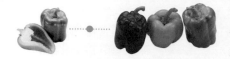

甜椒 青椒成熟後的果實是紅色的，利用青椒紅熟期的茄紅素變化，培育出了不同顏色的青椒，而市場對這些色澤鮮豔的青椒就稱做「彩色甜椒」。

 營養放大鏡（每100克含有的營養成分）

熱量	膳食纖維	三大營養素			維生素			
		蛋白質	脂肪	碳水化合物	A	B_1	B_2	B_6
23kcal	2.1g	0.8g	0.27g	4.9g	262IU	0.03mg	0.03mg	0.18mg

維生素			礦物質						
B_{12}	C	E	鈉	鉀	鈣	鎂	磷	鐵	鋅
—	95mg	0.66mg	4.24mg	144mg	10.4mg	10.4mg	19.3mg	0.5mg	0.18mg

愈呷愈健康

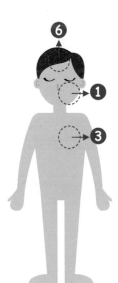

❶ 富含維生素C的食材，**可使皮膚水嫩白皙有彈性**，亦可**預防感冒**，而青椒中的含量在蔬菜中是數一數二高。

❷ 青椒富含許多優秀的抗氧化劑如胡蘿蔔素、楊梅素、檞皮素或芹菜素等，每一個都具有優秀的**抗癌防癌**功能。

❸ 常食青椒可攝取到維生素B_6及葉酸，它們能將傷害心血管的同胱胺酸代謝，**減少心臟病及中風的危險**。

❹ 青椒富含維生素A、K，可**增強身體抵抗力、防止中暑**，夏天可多吃青椒，**促進脂肪的新陳代謝**。

❺ 富含鐵質的青椒，有助於**造血**功能，經期時常感到貧血、頭暈的女孩子，平時可以多吃青椒補充鐵質。

❻ 青椒裡含有一種促進指甲與頭髮生長所需要的矽元素，能夠**強健髮根、防止掉髮**，有髮量少或落髮困擾者，多多進食青椒。

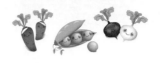

快易煮！營養不流失

1. 青椒可生吃，如此更能吸收其豐富的營養價值。

2. 處理青椒時，先把青椒放在冷水中沾一下再切，就不會刺激眼睛了。

3. 水煮青椒，容易使維生素C流失，並且失去其脆度。

4. 青椒適合用油炒食，可提高人體對維生素A的利用率。

5. 維生素C不耐熱，易被破壞，在銅器中更是如此，所以避免使用銅質餐具盛青椒。

6. 用急火快炒，可使青椒保持原有的色味。

7. 如果小朋友不喜歡青椒的味道，可以把皮去掉，降低青椒原本嗆味。

8. 用醬油會使青椒的菜色變暗，味道也不會清香。

Tips

甜椒與辣椒其實是相同品種，當有一個DNA帶到辣味就會產生辣，但經過不斷的配種，使其辣味消失就是甜椒了。

愛注意！煮食小地雷

1. 青椒含有一種植物鹼，會抑制關節的修復作用，因此患關節炎或類風濕性關節炎的人不可多吃。

2. 吃了鈣片應該在2個小時以後再吃青椒，青椒中含有的草酸很多，會影響鈣的吸收。

3. 青椒不宜與黃瓜同食，會影響維生素C的吸收，降低其營養價值。

4. 眼疾患者、食道炎、胃腸炎、胃潰瘍、口腔潰瘍、痔瘡、咳喘、咽喉腫痛患者應少吃或忌食青椒；而有火熱病症或陰虛火旺，高血壓，肺結核病的人亦慎食青椒。

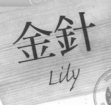

金針
Lily

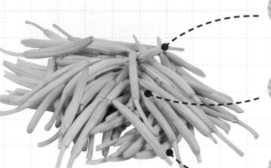

1 金針富含鐵質！

2 金針可以補血、瘦身、消水腫。

3 金針花煮湯味甘甜好吃，夏日食用，是生津退火的佳餚。

小檔案

挑出尚青的食材

挑選金針以較小、顏色鮮潔、稍具黃色、香氣濃郁為上品。摸起來要有刺刺的手感，則表示乾燥度較好。

當地生產好食材

台灣金針產地以花蓮縣赤科山、六十石山及台東太麻里為主，海拔約在600至1000公尺。

保存妙招

乾燥金針花在室溫僅能存放6～8個月，便會漸漸地氧化成深色。最好的保存方式是冷藏，可存放約1年。

🔍 營養放大鏡（每100克含有的營養成分）

熱量	膳食纖維	蛋白質	脂肪	碳水化合物	A	B_1	B_2	B_6
		三大營養素			維生素			
40kcal	2.9g	2.4g	0.54g	7.4g	2757IU	0.15mg	0.16mg	0.07mg

B_{12}	C	E	鈉	鉀	鈣	鎂	磷	鐵	鋅
維生素			礦物質						
—	29mg	7.6mg	1.56mg	269mg	22.7mg	16.3mg	50mg	0.58mg	0.8mg

愈呷愈健康

① 大量蛋白質及鐵質，使金針營養成分高，可**造血、補血、強壯臟腑機能**，亦能**利尿、止血、消腫**，有尿道炎的患者，吃金針有助於緩解。

② 金針因含有豐富的卵磷脂，能改善**注意力不集中、記憶力衰退**等症狀。

③ 中醫認為，金針花性味甘平，可**清利濕熱、涼血止血、清心安神**。

④ 金針入肝經，夜裡不易入眠的人，吃金針**可幫助睡眠**。

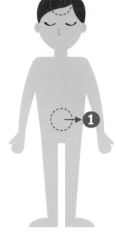

快易煮！營養不流失

① 金針可分為高山金針及平地金針，通常高山金針會被做成乾製品，平地金針則是金針鮮蕾的主要來源。

② 金針乾是脫水蔬菜，烹煮前先以溫熱水浸泡半小時以上，感覺已飽滿，再換乾淨水浸泡半小時，此時烹煮才能呈現脆脆口感。

③ 若要食用新鮮金針，需浸水2小時，以去除水仙鹼。切記浸泡完後的水要倒掉，不要拿來煮湯。

④ 由於乾燥金針已經過蒸煮加工，故已去除水仙鹼。

Tips

金針是典型的中國植物，是中國人代表母親的「母親花」，又稱萱草、忘憂草，「椿萱並茂」中的萱即是指萱草。

愛注意！煮食小地雷

1 金針的成分中含有水仙鹼毒素，食入過量會出現噁心、嘔吐、腹痛、腹瀉，所以新鮮金針不宜多吃。

2 乾金針花若呈現鮮豔金黃色則勿食，因其恐有硫磺加工，易導致硫化氫中毒。

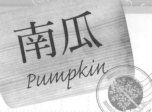
南瓜
Pumpkin

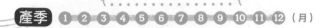

 1 南瓜富含維生素A，多食保護眼睛健康。

 2 南瓜含膳食纖維，可幫助排便。

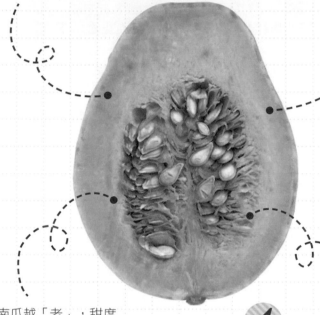

3 南瓜越「老」，甜度和風味都會越好。

4 台灣南瓜又稱金瓜。

小檔案

 ### 挑出尚青的食材

挑選南瓜時，以外表無損傷、覆白色果粉、果皮堅硬、果蒂枯黃乾燥者為佳；而切開時，若呈深橘色代表南瓜較熟，甜度夠。

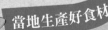 ### 當地生產好食材

台灣金瓜為台灣最常見的南瓜種類，品種屬於中國南瓜，呈長葫蘆型。它適合於涼爽氣候生長，主要產區在屏東、嘉義、花蓮、台東。

 ### 保存妙招

未切開的南瓜，置放陰涼處，可存放半個月，冷藏則可保存2個月。已切開者，將囊籽挖除，包覆保鮮膜冷藏，則可存放1週。

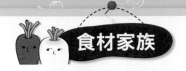

食材家族

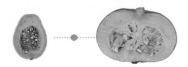

Halloween pumpkin

西洋南瓜

又稱作東昇南瓜，外型呈圓形，較喜冷涼氣候下栽培。口感較台灣金瓜鬆綿，適合蒸煮，當作南瓜濃湯、南瓜泥的材料。此外，圓圓的西洋南瓜，在西方國家常被用來做成萬聖節的南瓜燈裝飾。

🔍 營養放大鏡（每100克含有的營養成分）

		三大營養素			維生素			
熱量	膳食纖維	蛋白質	脂肪	碳水化合物	A	B₁	B₂	B₆
49kcal	1.4g	1.67g	0.17g	11g	4907IU	0.08mg	0.03mg	0.09mg

維生素			礦物質						
B₁₂	C	E	鈉	鉀	鈣	鎂	磷	鐵	鋅
─	3.43mg	0.42mg	0.54mg	347mg	7.68mg	10mg	30mg	0.47mg	0.26mg

 ## 愈呷愈健康

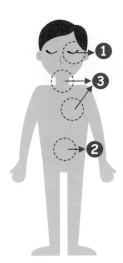

❶ 維生素A可抗氧化，也與眼睛色素形成有關，吃南瓜可獲得維生素A，有助**視力保健**。

❷ 膳食纖維可增加糞便量、質地較軟，有助順利排便，**預防便祕**，食用南瓜可大量攝取。

❸ 南瓜屬溫性的瓜類，適合脾胃虛寒的人食用，對**心臟**有幫助，還有**消痰止咳**的效用。

❹ 嫩南瓜中的維生素C及葡萄糖含量比老南瓜豐富；而老南瓜則是以鈣、鐵、胡蘿蔔素含量較高。

❺ 果膠有很好的吸附性，能黏結和消除體內細菌毒素與其他有害物質，如重金屬中的鉛、汞和放射性元素，而南瓜果膠多，常吃能產生**解毒作用**。

❻ 南瓜中含有豐富的鋅，它可參與人體核心酸、蛋白質的合成，是腎上腺皮質激素的固有成分，為**人體生長發育**的重要物質。

快易煮！營養不流失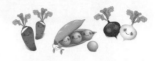

① 南瓜甜度高，無論是直接煮熟吃原味、加蝦仁炒金瓜米粉、或是做成南瓜布丁等甜點都很可口，皆含有維生素A，食用後可保護眼睛。

② 南瓜最好連皮一起烹調，因其皮的營養價值很高。

③ 南瓜所含的類胡蘿蔔素不怕高溫烹煮，加油脂下去烹炒，更有助於人體攝取與吸收。

④ 久食、多食南瓜，可能出現皮膚染黃的現象，那是因為胡蘿蔔素未經變化即由汗液排出。停食一段時間即會自行消退，對健康無礙。

⑤ 南瓜含有大量的果膠，與澱粉類的食物共食，會使碳水化合物的吸收減慢，而推遲胃內食物排空，從而防止血糖迅速升高。

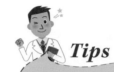

Tips

南瓜籽有一個功用，它可殺滅吸血蟲的幼蟲，對於蟯蟲病患者療效顯著。

愛注意！煮食小地雷

1 南瓜不宜和紅棗一起吃，紅棗味甘性溫，多食易消化不良，而南瓜亦性溫，兩者同食會加重消化不良的症狀。

2 由於南瓜的澱粉、碳水化合物含量較高，所以血糖較高或肥胖者應稍作節制攝取，以免血糖飆高、體重攀升。

3 南瓜不能與地瓜一起吃，因它們都屬滯氣食物，若兩者同食，會導致腸胃氣脹、腹痛、吐酸水等。

4 南瓜應避免和羊肉一起吃，因為它們都是溫性食物，共食會引起肚子脹、便祕。

5 南瓜烹煮過程中不要加醋，醋酸會破壞南瓜的營養元素。

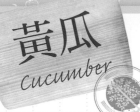

黃瓜
cucumber

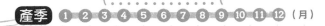

1 黃瓜富含維生素C，切片敷臉具有美白作用。

2 黃瓜成分裡，有大部分是水分，能去除體內餘熱。

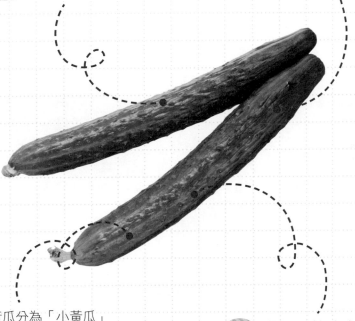

3 黃瓜分為「小黃瓜」和「大黃瓜」。

4 黃瓜每季都有生產，以春、夏產量最多。

小檔案

 挑出尚青的食材

黃瓜以其大小形狀區分為小黃瓜和大黃瓜。有疣狀突起，用手搓有刺痛感者為新鮮。市面上無刺的為改良品種，應選蒂頭新鮮、瓜身無皺紋者為佳。

 當地生產好食材

黃瓜也稱胡瓜、青瓜、刺瓜。性喜溫暖高溫，生育適溫20～30℃，在春、夏盛產。而它的台灣產地以苗栗、台中、南投、台南、花蓮等地區為主。

 保存妙招

黃瓜買回來後，需先將其外表的水分擦乾，避免潮濕使其不易保鮮，再放入密封袋裡，並置入冰箱內冷藏，約可保存一週。

121

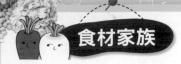

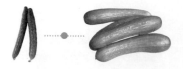

Vitamin C

大黃瓜 與小黃瓜同科同屬，差別只在果實大小不一樣。大黃瓜中含有黃瓜酶與維生素，可促進新陳代謝，柔嫩肌膚；其豐富的葫蘆素則可提高吞噬細胞的作用，並加強免疫力。

營養放大鏡（每100克含有的營養成分）

熱量	膳食纖維	三大營養素			維生素			
		蛋白質	脂肪	碳水化合物	A	B₁	B₂	B₆
13.6kcal	0.7g	0.68g	0.14g	2.7g	142IU	0.01mg	0.02mg	0.01mg

維生素			礦物質						
B₁₂	C	E	鈉	鉀	鈣	鎂	磷	鐵	鋅
—	6.4mg	0.02mg	4.4mg	100mg	13.7mg	7.2mg	12.7mg	1.8mg	0.2mg

愈呷愈健康

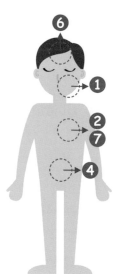

❶ 經常食用黃瓜，其維生素C具有**美白功用**，也能**防止肌膚老化、淨化血液、養顏美容**。

❷ 黃瓜的維生素E能促進細胞分裂，抵抗人體衰老。有利尿效果；此外，還可減緩脂肪合成，故對**肥胖、心臟病、乳癌**等**預防**有益。

❸ 丙醇、乙酸有抑制糖轉化為脂肪的作用，為黃瓜中的重要成分，多吃可以**減肥**。

❹ 黃瓜含細嫩的纖維素，能促進胃腸蠕動，降低膽固醇。

❺ 黃瓜中特有的黃瓜酸，能促進人體新陳代謝，排出毒素。

❻ 黃瓜可安定神經，輔助**治療失眠症**，因其含有維生素B₁，有利於**舒緩大腦和神經系統**的功能。

❼ 鉀質是種電解質，而黃瓜的鉀含量高，若同含鈉食物一起進食，兩種營養素產生作用，能控制神經的傳遞、肌肉的收縮和強化心臟功能。

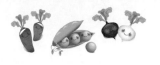

快易煮！營養不流失

① 黃瓜可生吃、熟食、醃製醬瓜均可，夏天食用可降暑氣。

② 生吃黃瓜，要注意衛生，清洗乾淨後再食用，以免吃進栽種過程所留下的細菌。

③ 涼拌黃瓜時，加上大蒜和醋，不僅可口，且有殺菌的作用，能防止腸道的傳染病。

④ 黃瓜帶皮食用，不僅可使維生素C充分吸收，還能幫助人體有效排毒；並具有抗菌消炎的作用。

Tips

以黃瓜汁塗抹日曬後的肌膚，可減緩曬傷；平時也可當化妝水，防止皮膚色素沉澱。

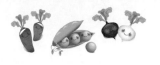

愛注意！煮食小地雷

1 黃瓜含維生素C分解酶，如果與富含維生素C的食物，如辣椒、青椒……等同食，會破壞其他食物的營養成分，雖對人體無危害，但卻降低了維生素C的吸收。

2 黃瓜和蔥忌同食，否則會影響鈣質吸收；黃瓜和枸杞不可一起吃，因其鉀含量都很高，容易導致腹脹、腹瀉。

3 黃瓜性味甘寒，花生多油脂，一同食用會增加其滑利之性，易導致拉肚子症狀。

4 醃製食品較重鹹，有肝病、心血管病、腸胃病以及高血壓的人，不要吃太多醃黃瓜，以免加重病情。

5 黃瓜偏寒，故胃寒、久病體虛者宜少吃；此外，有呼吸系統慢性病者，尤其是老年人亦不可多食，否則容易生寒痰，導致肺寒咳嗽。

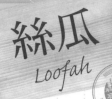
絲瓜
Loofah

產季 1 2 3 4 5 6 7 8 9 10 11 12 （月）

1 絲瓜富含維生素C，是美容佳品。

2 絲瓜就是我們俗稱的菜瓜。

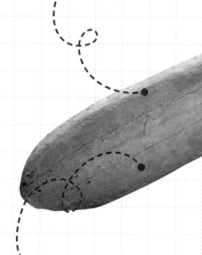

3 絲瓜含維生素B_1，有利於小兒大腦發育。

4 選購絲瓜時，用手秤重，以有重量者為佳。

小檔案

 挑出尚青的食材

選購絲瓜時，外皮需鮮豔、瓜型需端正、果實則要堅硬、有彈性、無蟲叮咬，此外，留有花萼、有重量者為較優質的絲瓜。

 當地生產好食材

絲瓜又稱為菜瓜，耐暑不耐寒，在高溫下，果實生長快速，是典型的夏季蔬果。台灣主要產地分布在中南部地區，從南投到屏東都有生產。

 保存妙招

絲瓜不宜久藏，買回來後，應先切去蒂頭，以防過老，接下來再以報紙包裹保存水分，最後置於冰箱冷藏，可保存約2～3天。

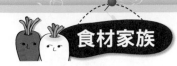

Sweet

稜角絲瓜

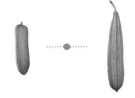

果體有十條明顯突起的稜，又名角瓜、澎湖絲瓜，是台灣本島近年從澎湖引進、培植成功的瓜果。它的味道，比普通絲瓜甜美，肉質細嫩，口感奇佳。

🔍 營養放大鏡（每100克含有的營養成分）

熱量	膳食纖維	三大營養素			維生素			
		蛋白質	脂肪	碳水化合物	A	B₁	B₂	B₆
18.7kcal	1.03g	1.06g	0.1g	3.87g	5.6IU	0.02mg	0.02mg	0.08mg

維生素			礦物質						
B₁₂	C	E	鈉	鉀	鈣	鎂	磷	鐵	鋅
─	6.5mg	0.04mg	0.3mg	117mg	9.6mg	9.7mg	21.5mg	0.2mg	0.09mg

🥢 愈呷愈健康

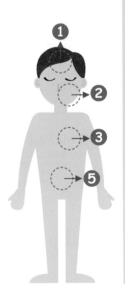

❶ 絲瓜富含維生素B群，能防止皮膚老化。亦有利於小兒腦部發育及中老年人腦部的健康。

❷ 多食用富含維生素C的絲瓜，能保護皮膚、消除斑塊，使皮膚潔白、細嫩，是美容佳品；亦可用於抗壞血病。

❸ 身體疲乏、痰喘咳嗽、產後乳汁不通的婦女、或是月經不調的少女，都適合多吃絲瓜，可緩解症狀。

❹ 絲瓜提取物可以預防日本腦炎病毒，另外，在絲瓜組織的培養液裡面，還提取到一種抗過敏性物質，叫作瀉根醇酸，這種物質有很強的抗過敏功效。

❺ 由嫩絲瓜到老絲瓜均含有水溶性及非水溶性纖維，有助腸道滑動，使致癌物質不會久留腸內，而被排出體外，**幫助排毒**，不致造成癌症。

❻ 絲瓜含有皂甙，有抗氧化作用，對**防癌抗癌**有助益。

快易煮！營養不流失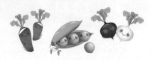

1. 絲瓜不宜生吃，可烹食，煎湯服；其汁液豐富，宜現切現做，以免營養成分隨湯汁流走。

2. 烹煮熟透後再食用絲瓜，可預防所含植物黏液及木膠質刺激腸胃。

3. 味道清甜的絲瓜，烹煮時不宜加醬油、豆瓣醬等口味較重的醬料，以免搶味。

4. 絲瓜適合用味精或胡椒粉提味，以突顯其香嫩爽口的特點。

5. 絲瓜質地平滑，利用少許勾芡方式，較容易吸附調味料。

6. 海鮮類適合與絲瓜一起烹調，可為料理的鮮甜度加分。

7. 烹調絲瓜容易變黑，這其實與品種有關，建議可在烹調前先過熱油，或用滾水汆燙一下再放入冷水，以改善變黑狀況。

8. 由於絲瓜烹煮後較軟爛，咀嚼不費力，故對於唾液分泌不足、頭頸癌、鼻咽癌等患者是最易於咀嚼的料理。

9. 絲瓜水份豐富且性寒，建議體質燥熱者多多食用。

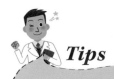

Tips

老絲瓜曬乾去皮，可做成絲瓜刷，常用於清潔鍋子，經濟又環保。

愛注意！煮食小地雷

1. 絲瓜不宜與竹筍一起炒食，因為絲瓜含有豐富的類胡蘿蔔素，如果遇到竹筍中的生物活性物質，會破壞人體對類胡蘿蔔素的吸收，降低其營養價值。

2. 體質虛寒或胃功能不佳者，盡量勿多食絲瓜，以免造成腸胃不適。

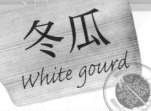

冬瓜
White gourd

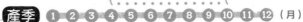

產季 1 2 3 4 5 6 7 8 9 10 11 12 （月）

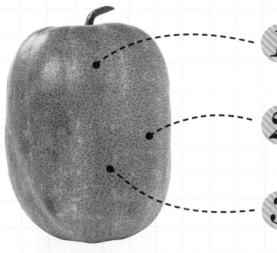

1 冬瓜性寒味甘，清熱生津。

2 冬瓜除供作蔬菜食用，還可製成冬瓜糖及冬瓜茶。

3 婦女產後食用冬瓜，可增加奶水。

小檔案

挑出尚青的食材

冬瓜儲藏性佳，夏季採收後可保存到冬季。好的冬瓜外形必須勻稱、且無斑點、肉質厚、瓜瓤少、有重量。

當地生產好食材

冬瓜喜高溫的環境，台灣以彰化縣、屏東縣、台東縣栽培較多，其次為雲林縣、新北市及嘉義縣。

保存妙招

買回的冬瓜多為切片，無須處理，也不用去瓜瓤與籽，裝入塑膠袋包起來，置入冰箱內冷藏，於3天內食用完畢。

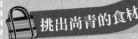

營養放大鏡（每100克含有的營養成分）

		三大營養素			維生素			
熱量	膳食纖維	蛋白質	脂肪	碳水化合物	A	B_1	B_2	B_6
12.8kcal	1.1g	0.4g	0.12g	2.7g	—	0.01mg	0.01mg	0.006mg

維生素			礦物質						
B_{12}	C	E	鈉	鉀	鈣	鎂	磷	鐵	鋅
—	15mg	0.11mg	2.8mg	122mg	7.3mg	6.76mg	15.9mg	0.15mg	0.09mg

愈呷愈健康

❶ 膳食纖維含量高的冬瓜，除了能調節血糖，還能降膽固醇、降血脂。

❷ 冬瓜含豐富的維生素C，且鉀含量高，鈉含量低，高血壓、腎臟病、浮腫病等患者食用，可達到消腫的作用。

❸ 性寒味甘的冬瓜，可清熱生津、消暑除煩，在易中暑的夏日服食，尤為適宜。

❹ 冬瓜中所含的丙醇二酸，能抑制糖類轉化為脂肪，加上冬瓜本身脂肪含量低、熱量低，有助於消脂減肥。

❺ 冬瓜籽內含的植物油與不飽和脂肪酸，能潤膚美容。除了和冬瓜肉一起入菜外，也能將冬瓜籽晒乾磨成粉，和水攪勻便能洗臉、敷臉，有淡化斑點的作用。

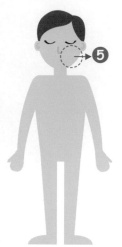

 快易煮！營養不流失

❶ 切片的冬瓜，烹煮前勿觸摸白色的冬瓜肉部分，以免手溫加速其氧化，導致其發黃。

❷ 烹煮冬瓜可加入薑，中和其寒性，避免傷及腸胃。

❸ 冬瓜是一種解熱利尿的食物，連皮一起煮湯，效果更明顯。

❹ 醋和冬瓜一起料理，會破壞冬瓜中的營養成分，降低食用價值。建議煮冬瓜時，不要放醋。

愛注意！煮食小地雷

1 小嬰兒年紀小，腸胃功能可能尚未發展成熟，冬瓜過於寒涼，若吃過多可能會引起小嬰兒消化不良，造成肚子痛、腹瀉等症狀。

2 冬瓜性寒，脾胃虛、拉肚子、胃寒疼痛者需少吃冬瓜；女子月經來潮期間和寒性痛經者，也不宜食用寒性食品，因此忌食冬瓜。

苦瓜
Bitter Melon

產季 ① ② ③ ④ ⑤ ⑥ ⑦ ⑧ ⑨ ⑩ ⑪ ⑫ （月）

1 苦瓜能清熱瀉火，夏天火氣大可吃苦瓜。

2 烹調前泡醋或浸鹽水，皆可降低苦瓜苦味。

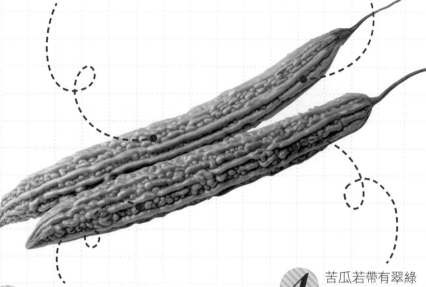

3 苦瓜雖苦，但為極健康的食品！

4 苦瓜若帶有翠綠果梗較新鮮。

小檔案

挑出尚青的食材

苦瓜味苦，但能提高食慾，清火消暑。選購苦瓜時，以表面光滑、無損傷、飽滿厚實、不鬆軟者為佳，而帶有翠綠果梗的苦瓜較新鮮。

當地生產好食材

苦瓜的生長適溫為20～25℃，台灣主要的產季是夏、秋兩季，在南部則是全年都可生產，以屏東縣栽培最多，其次是彰化、台中及高雄三區。

保存妙招

苦瓜為一種易熟的食材，買回家後，可先用報紙將其包裹好，接下來再放進冰箱最底層，以冷藏的方式保存，並盡快在3天內食用完畢。

食材家族

White

白皮苦瓜 苦味較淡，果肉及果腔內膜組織較鬆軟，深受國內消費者喜愛，餐桌上也很常見。

Bitter

山苦瓜 是比較接近野生型態的苦瓜，苦味比青苦瓜更重，但其抗氧化能力及降血脂效果較其他品種更強。

 營養放大鏡（每100克含有的營養成分）

熱量	膳食纖維	三大營養素			維生素			
		蛋白質	脂肪	碳水化合物	A	B_1	B_2	B_6
20kcal	3.6g	0.88g	0.13g	4.2g	8.3IU	0.05mg	0.03mg	0.06mg

維生素			礦物質						
B_{12}	C	E	鈉	鉀	鈣	鎂	磷	鐵	鋅
—	53mg	0.37mg	0.6mg	198mg	19mg	15mg	25mg	0.23mg	0.24mg

 愈呷愈健康

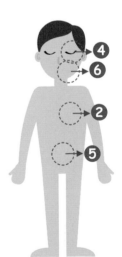

① 苦瓜會苦，是因其具有苦瓜鹼，烹煮過後會釋放出甘苦味，不僅能**增進食慾**，還有**止渴**、**解毒**的作用。

② 維生素C含量高的苦瓜，具有**預防壞血病、保護細胞膜、防止動脈硬化、保護心臟**等作用。

③ 獨特的苦瓜多肽類物質有**快速降低血糖**的功能，可**預防和改善糖尿病併發症**。

④ 鉀質可有效**降低血壓**；胡蘿蔔素可**防癌、明目**；兩者都是苦瓜富含的成分。

⑤ 中醫認為，苦瓜味苦，性寒；歸心、肺、脾、胃經。具有**消暑清熱，解毒、健胃**的功效。主要用來治療發熱、中暑、拉肚子、眼睛疼痛、惡瘡等。

⑥ 攝取適量苦瓜，對於**美膚、提高人體的新陳代謝**有其良效。

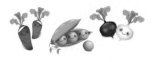

快易煮！營養不流失

1 苦瓜可以生吃，也可以熟食。生吃，性味偏寒，具有清熱消火、明目的作用；熟食，則性味偏溫，具有滋陰養血、健脾補腎的作用。

2 苦瓜加熱後，雖會損失一部分維生素C，但苦味較沒那麼重。

3 料理苦瓜前先汆燙可降低苦味，但不要煮太長，約2分鐘即可，如此才能保持脆勁。

4 涼拌或烹煮之前，用醋或是鹽水先泡一泡苦瓜，可以減低苦味。

5 去籽、刮除內膜，都是降低苦瓜苦味的好方法。

6 苦瓜雖苦，卻不會把苦味傳給別的食材。如用苦瓜燒魚，魚塊絕不沾苦味，所以苦瓜又有「君子菜」的雅稱。

7 苦瓜的新鮮汁液，含有苦瓜甙和類似胰島素的物質，具有良好的降血糖作用，因此苦瓜是糖尿病患者的理想食品。

8 苦瓜、雞蛋同食，能保護骨骼、牙齒及血管，有助於鐵質吸收，此外還有健胃的功效，能治療胃痛、眼痛、感冒、傷寒和小兒腹瀉嘔吐……等。

Tips

用苦瓜洗臉、敷臉有潔膚作用，但可在使用前，先將汁液塗抹在手腕內試驗，可預防對苦瓜素產生過敏。

愛注意！煮食小地雷

1 苦瓜中的草酸，會妨礙食物中的鈣吸收，因此需要補充大量鈣的人，不能吃太多的苦瓜。

2 苦瓜屬於寒性，有慢性腸胃炎、消化性潰瘍或容易經痛、腹瀉的人，都必須注意適量食用。

3 苦瓜含奎寧，會刺激子宮收縮，故孕婦應謹慎食用。

Part 5

一秒變專家！
豆菜類的
挑、洗、藏、煮、食

豆菜類食物提供了植物性蛋白質，
素食者攝取不到動物性蛋白質，
飲食中應特別注意搭配各種豆菜類食物，
攝取充足的蛋白質，才能確保生長發育健全！
並滿足身體修補的需要！

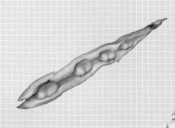
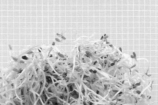
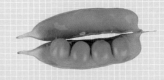

POINT!
重點食材
搶先問：

毛豆作為下酒的小零嘴
實在太棒了，
可以多來幾盤嗎？

答案就在**P.137**

【愛注意！飲食小地雷】

弟弟有蠶豆症，據說不
能吃蠶豆，但是只吃一
顆其實不會怎麼樣吧？

答案就在**P.139**

【愛注意！飲食小地雷】

愛漂亮的表姊，三餐都
吃一點點苜蓿芽，它含
有什麼營養成分嗎？

答案就在**P.147**

【愈呷愈健康】

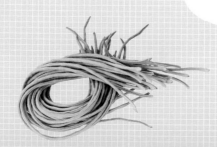

豆菜農藥超標王，先洗淨、再加熱。

重大食安事件連環爆，使得民眾過著心驚膽顫的日子，不僅餿水油、毒豆乾、塑化劑……等新聞接連引起民怨，甚至連最後我們崇尚的天然食材也因殘留超標農藥，而搞得人心惶惶？

根據衛福部食藥署公布的「市售農產品農藥殘留檢測情形」，在307件農藥殘留超標的蔬果中，近3成都屬於豆菜類，是各類食材中比例最高的，不合格率達到35.2％！平均每10件豆菜類作物，就有3～4件的農藥殘留過量，更可怕的是，豆菜類已經連續5年奪冠，可謂是名符其實的農藥超標王！

聽到這麼難以置信的數據後，原本小巧可愛的豆菜類食材，似乎變得相當危險。而食藥署指出，這是因為豆類及豆菜類蔬菜可連續採收，因而頻繁噴灑農藥，才會產生殘留過高的情形。有鑑於豆菜類的農藥問題特別嚴重，建議大家食用豆菜類前需多加清洗，並根據其食用部位，調整其清洗方式：

去莢後食用的豆仁 ▶ 毛豆、蠶豆。

沖洗 將食材放在鍋盆中，加水蓋過豆子，用手攪動淘洗，瀝乾後再重複前述步驟，清洗數次。

⬇

浸泡 以清水浸泡20～30分鐘，過程中約10分鐘換一次水。

⬇

加熱 將豆子放入清水中，以微火加熱，不必待水滾沸，即可撈出瀝乾，由於豆子的皮有一點厚度，故農藥不會那麼輕易浸泡出來，用加熱的方式，可使其加速消散。

連莢食用豆類 ▶ 豌豆、豇豆。

刷洗 將豆菜放在小水流下沖洗，除了以軟毛刷刷洗豆莢外，其筋絲凹陷處也需仔細刷洗乾淨。

⬇

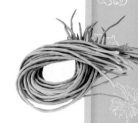

| 浸泡 | 放入清水浸泡30分鐘，過程中約10分鐘換一次水。 |

↓

| 剝除 | 去除兩端蒂頭、撕下筋絲後，再切段，以免受到汙染。 |

↓

| 加熱 | 將豆菜放入清水裡，開微火加熱數分鐘，以散發殘留藥劑，但不必待水滾，就可以撈出瀝乾。 |

芽菜類 如▶豆芽菜、苜蓿芽。

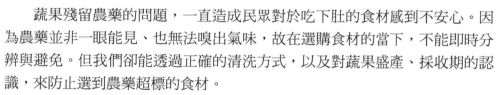

| 沖洗 | 豆芽菜與苜蓿芽，因為細小而脆弱，不方便一個一個分別清洗，最好的方式是將其放進網狀洗菜籃，置於水龍頭下，不斷注入細小水流沖洗。 |

↓

| 翻動 | 沖洗的過程中，需不斷地翻動食材，使其表面與水充分接觸，讓附著的髒汙及農藥流出，並隨著流水，從藍縫中流逝掉。 |

　　蔬果殘留農藥的問題，一直造成民眾對於吃下肚的食材感到不安心。因為農藥並非一眼能見、也無法嗅出氣味，故在選購食材的當下，不能即時分辨與避免。但我們卻能透過正確的清洗方式，以及對蔬果盛產、採收期的認識，來防止選到農藥超標的食材。

　　尤其本章所介紹的豆菜類食材，營養價值雖高，卻最容易出現農藥過量的情形。因此，唯有了解各種豆菜類食材的洗滌方式，才能預防自己與家人遭受農藥殘留的荼毒，並從中獲取均衡的營養素！

毛豆
soybeans

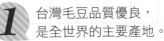

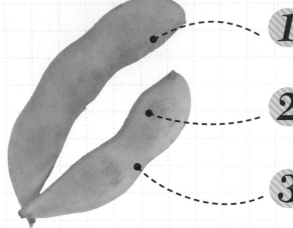

1 台灣毛豆品質優良，是全世界的主要產地。

2 毛豆可預防肥胖、高血脂、冠心病等病症。

3 毛豆的纖維含量多，可促進胃腸蠕動。

小檔案

 挑出尚青的食材

毛豆是深受眾人喜愛的桌邊小菜。而挑選毛豆應以豆莢飽滿、挺直、顏色青綠、莢毛色淺、無酸味者佳。

 當地生產好食材

台灣氣候溫暖，適合毛豆生長，每年分春、秋二季生產，主要產地在彰化、雲林、台南及屏東。

 保存妙招

新鮮毛豆可冷藏3天；而毛豆仁經過水煮後，可保存10天；或者，放入鹽水汆燙，連同豆莢冷凍，可保存數月。

🔍 營養放大鏡（每100克含有的營養成分）

熱量	膳食纖維	蛋白質	脂肪	碳水化合物	A	B₁	B₂	B₆
		三大營養素			**維生素**			
125kcal	8.7g	13.8g	2.5g	13.7g	131IU	0.39mg	0.13mg	0.21mg

B₁₂	C	E	鈉	鉀	鈣	鎂	磷	鐵	鋅
維生素			**礦物質**						
—	20.6mg	3.74mg	0.97mg	629mg	83.6mg	69.3mg	203mg	3.6mg	1.69mg

愈呷愈健康

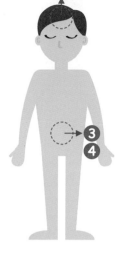

1 蛋白質可**修補組織、調節生理機能**，對人體極為重要，而毛豆是補充蛋白質的最佳食材。

2 毛豆含異黃酮類物質，可**降膽固醇、防止動脈硬化、強化紅血球細胞膜，預防貧血。**

3 毛豆卵磷脂含量高，有助於脂肪和肝的代謝，可緩解高脂血症、抑制肝脂肪蓄積，**預防脂肝症**。此外，亦有助改善**記憶力、提升智力。**

4 纖維可促進胃腸蠕動，**預防便祕**，在毛豆中含量豐富。

5 毛豆中的鐵質易被人體吸收，可**預防貧血**。

6 豆類食品的鈣含量高，可**強化骨骼**。

 ## 快易煮！營養不流失

1 毛豆直接加鹽煮食，或將剝好的毛豆與臘肉、辣椒等一同炒食，可根據個人喜愛選擇不同的食用方法，皆可補充蛋白質。

2 毛豆一定要煮熟或炒熟再吃，否則其中所含的抗胰蛋白酶和凝血酶會不利健康，引起中毒。

Tips

台灣氣候適合毛豆生長，其毛豆品質飽滿優良，是國際毛豆市場的主要產地，更是日本毛豆的最大進口國。

愛注意！煮食小地雷

1 毛豆常作為民眾看電視、聊天，甚至是配酒的下酒菜，不知不覺就會吃過量，但事實上，毛豆吃多可能引起腹脹，消化不良者應控制在每天一把的量。

2 對毛豆有過敏體質者，不宜多食。

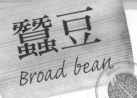

蠶豆
Broad bean

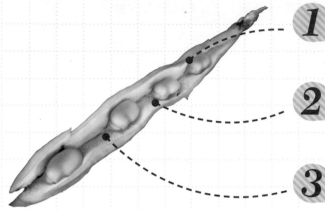

1 蠶豆晒乾後，可以製成蠶豆酥零食。

2 考試期間，學生多吃蠶豆，能增加記憶力，有健腦作用。

3 蠶豆中含鉀，能改善水腫。

小檔案

挑出尚青的食材

蠶豆要挑選筋是綠色的，此外最好是新鮮、皮薄肉嫩、口感軟糯者為佳。一旦筋變黑則代表不新鮮。

當地生產好食材

蠶豆產期短，耐寒、忌高溫乾燥，台灣主要產地在雲林北港，及嘉南、高屏一帶。

保存妙招

新鮮蠶豆買回來，剝殼洗淨後，置入冰箱內冷藏，或稍微汆燙後（不要燙太熟）濾乾，分小包冷凍。

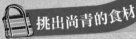

營養放大鏡（每100克含有的營養成分）

熱量	膳食纖維	三大營養素			維生素			
		蛋白質	脂肪	碳水化合物	A	B₁	B₂	B₆
456kcal	23g	27g	20.9g	46g	6.7IU	0.03mg	0.3mg	0.2mg

維生素			礦物質						
B₁₂	C	E	鈉	鉀	鈣	鎂	磷	鐵	鋅
—	9mg	11.3mg	386mg	814mg	38.5mg	93mg	364mg	3.3mg	2.5mg

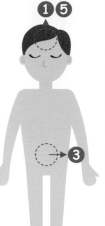

🥣 愈呷愈健康

❶ 蠶豆所含的磷脂，是大腦和神經組織的重要成分，其富含膽鹼，可**增加記憶力、健腦**。

❷ 好的蛋白質可**延緩動脈硬化**，蠶豆裡好蛋白質含量豐富。

❸ 蠶豆中的粗纖維，可**降低膽固醇、促進腸胃蠕動**。

❹ 多食用蠶豆，其中含有的鉀，能提高人體的水分代謝，**改善水腫**。

❺ 蠶豆中含有多種人體必需的胺基酸，能**加強腦細胞發育**。

❻ 人體吸收鈣，能促進**骨骼的生長發育**，而豆類食材皆富含鈣質，蠶豆也不例外。

🍲 快易煮！營養不流失

❶ 在台灣，蠶豆最常見為晒乾後製成蠶豆酥，可保存較久，作為可補充蛋白質的小零嘴。

❷ 新鮮的蠶豆可水煮或炒食，攝取其中營養素，如纖維、磷、鉀。

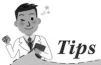

Tips

蠶豆酥為雲林北港的名產，幾乎是與北港劃上等號的農特產品，老人多吃，可幫助記憶力不衰退。

愛注意！煮食小地雷

1 有遺傳性血紅細胞缺陷症（俗稱：貧血）者，或患有痔瘡出血、消化不良、慢性結腸炎、尿毒症等病患，皆不宜進食蠶豆。

2 蠶豆含有致敏物質，過敏體質的人吃了，會產生不同程度的過敏、急性溶血等中毒症狀，即俗稱的蠶豆症。患有蠶豆症者，絕不可進食蠶豆。

豌豆
Peas

產季 ① ② ③ ④ ⑤ ⑥ ⑦ ⑧ ⑨ 10 11 12（月）

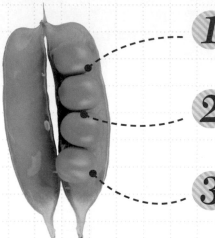

 1 豌豆含優質蛋白質，可以加強人體的康復能力。

 2 豌豆含胡蘿蔔素，可預防癌症。

 3 豌豆與肉類食物一起烹調，可以提高營養價值。

小檔案

挑出尚青的食材

豌豆分圓身與扁身，圓身的又稱蜜豆，扁身則稱為荷蘭豆。選購時，以蒂頭翠綠、扁平細嫩、莢筋短細者為佳。

當地生產好食材

豌豆耐寒忌高溫，為冬季蔬菜。嫩莢及嫩豆主要產地集中在彰化，豆苗的主要產地則在南投。

保存妙招

未剝皮的豌豆，免清洗直接冷藏；而已剝好的豌豆則適合冷凍，同樣不必洗，平鋪放入密封袋，再置入冷凍即可。

🔍 營養放大鏡（每100克含有的營養成分）

		三大營養素			維生素			
熱量	膳食纖維	蛋白質	脂肪	碳水化合物	A	B_1	B_2	B_6
44.6kcal	2.7g	2.66g	0.09g	8.5g	692IU	0.14mg	0.09mg	0.09mg

維生素			礦物質						
B_{12}	C	E	鈉	鉀	鈣	鎂	磷	鐵	鋅
—	45mg	0.38mg	2.04mg	180mg	43mg	27mg	47mg	1.1mg	0.7mg

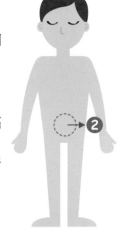

愈呷愈健康

1. 豌豆富含維生素C，能分解體內亞硝胺的酶，可保護細胞、美白防老、抗自由基，具有**抗癌防癌**的作用。
2. 膳食纖維可以**防止便秘**，多吃豌豆有清腸作用。
3. 優質蛋白質可以**提高抗病力和康復力**，常吃豌豆可補充。
4. 豌豆中所含胡蘿蔔素，可防止人體致癌物合成，以減少癌細胞的形成。
5. 止杈酸、赤黴素、植物凝素，皆具有抗菌、消炎，加強新陳代謝的作用，它們是豌豆所含的幾種特別營養素。

快易煮！營養不流失

1. 豌豆味道鮮甜，可單獨烹製也可與其他食材搭配烹飪，還可做成罐頭；浸泡搗爛後作為豌豆泥可用來做豌豆糕、豌豆餅；油炸後的豌豆種可作為休閒食品；乾燥後的種子也可製作澱粉，都富含蛋白質。

2. 豌豆適合與富含胺基酸的食物一起烹調，包括肉類、深海魚的鮭魚和鮪魚，還有雞蛋、豆腐、菇類……等，可以提高豌豆的營養價值。

3. 久瀉、久痢或腸膜吸收不良者，可用豌豆煮成豆泥食用，能促進腸部消化，使糞便凝結。

 *Tips*

老人上了年紀，容易體衰且中氣不足，以豌豆仁煮羊肉服用，是為滋補益品。

愛注意！煮食小地雷

1 豌豆吃太多，容易發生腹脹，造成身體的不適，因此營養師建議，一次食用量以80克為宜。

2 豌豆不可與醋共食，因醋揮發後，會產生酸性物質，容易引起人體消化不良。

豇豆
Cowpea

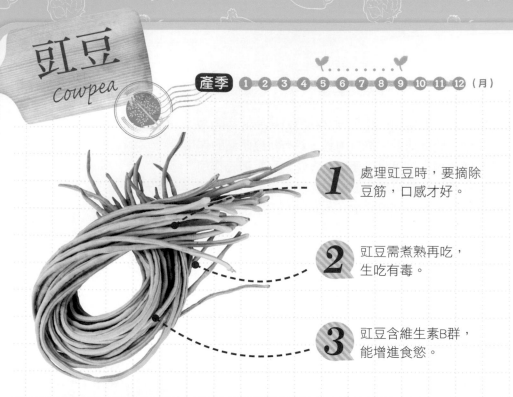

1 處理豇豆時，要摘除豆筋，口感才好。

2 豇豆需煮熟再吃，生吃有毒。

3 豇豆含維生素B群，能增進食慾。

小檔案

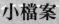

挑出尚青的食材
優質豇豆長度較長、大小粗細均勻、飽滿，顏色以透明、鮮豔、帶有光澤者為佳。

當地生產好食材
豇豆生性強健，全台栽培普遍，生育適溫為20～30℃。在台灣的夏季高溫期生長尤其旺盛。

保存妙招
豇豆放入保鮮袋中能冷藏5～7天，稍微汆燙後（不要太熟），濾乾，分小包冷凍，可延長保存期限至一個月。

🔍 營養放大鏡（每100克含有的營養成分）

熱量	膳食纖維	三大營養素			維生素			
		蛋白質	脂肪	碳水化合物	A	B_1	B_2	B_6
34.5kcal	2.65g	2.37g	0.18g	6.09g	295IU	0.09mg	0.1mg	0.07mg

維生素			礦物質						
B_{12}	C	E	鈉	鉀	鈣	鎂	磷	鐵	鋅
—	19mg	0.15mg	1.75mg	159mg	39.6mg	27.5mg	41mg	0.7mg	0.64mg

愈呷愈健康

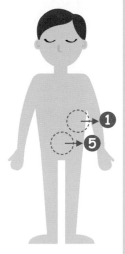

1. 中醫認為，豇豆性平味甘無毒，入脾、胃二經。可**健脾補腎，對尿頻、遺精及婦科功能疾病有輔助功效**。特別適合脾胃虛弱者食用。
2. 豇豆含維生素C，能促進**抗體的合成**，提高人體抵抗病毒的作用。
3. 磷脂能促進胰島素的分泌，是糖尿病人的理想食品，而豇豆為含磷食材的一種。
4. 豇豆提供**易於消化吸收的優質蛋白質**，適量的碳水化合物及多種維生素、微量元素等，營養價值頗高。
5. 豐富的膳食纖維，能維持正常的消化腺分泌和胃腸道蠕動的功能，攝取適量豇豆能**幫助消化，增進食慾**。

快易煮！營養不流失

1. 豇豆料理時間不宜過長，否則會加速營養流失，影響口感。
2. 烹煮豇豆要先將豆筋摘除，否則口感不佳，不易消化。
3. 豇豆要煮熟再吃，因其本身含有毒物質，加熱才能將之破壞。
4. 涼拌豇豆前，要先將豇豆放在沸水中煮熟，瀝乾水分，並待降溫，才可用來涼拌。
5. 中醫指出：豇豆有健脾補腎的功效，所以尤其適合糖尿病、腎虛患者食用。

愛注意！煮食小地雷

1 營養師指出：吃豇豆要注意控制分量，吃太多容易引起肚子脹氣，進而導致消化不良。

2 豇豆多食則性滯，故氣滯便結者應慎食豇豆。

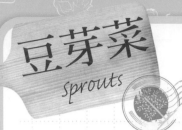

豆芽菜
sprouts

產季 ① 2 3 4 5 6 7 8 9 10 11 12 （月）

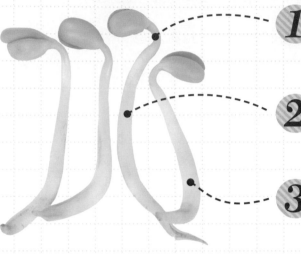

1 豆芽菜非越白越好，過度白皆有漂白疑慮。

2 口腔潰瘍的人可多食豆芽菜。

3 豆芽的熱量很低，減肥者可多多食用。

小檔案

挑出尚青的食材
豆芽菜帶根才營養，賣相好的豆芽菜，筆直肥胖，十分瑩白，可能是漂白過，故挑選豆芽菜以越醜的，品質越好。

當地生產好食材
豆芽菜是由綠豆、黑豆、黃豆發芽而成。只要有容器和水就能培植；全台皆有出產，全年為產期。

保存妙招
豆芽菜不宜久放，儘快食用為佳。買回家後，將豆芽菜放入保鮮盒，倒入水淹沒，蓋上蓋子，冷藏即可。

🔍 營養放大鏡（每100克含有的營養成分）

熱量	膳食纖維	三大營養素			維生素			
		蛋白質	脂肪	碳水化合物	A	B_1	B_2	B_6
27.5kcal	1.35g	2.5g	0.3g	4.7g	—	0.03mg	0.13mg	0.11mg

維生素			礦物質						
B_{12}	C	E	鈉	鉀	鈣	鎂	磷	鐵	鋅
—	95mg	0.2mg	22.7mg	135mg	79mg	15mg	33.5mg	0.5mg	0.27mg

愈呷愈健康

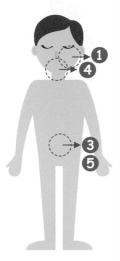

1 維生素C可**治療壞血病**，亦可**養顏美容**，為豆芽菜中富含的一種維生素。

2 常吃豆芽可以達到**減肥**的目的，因為豆芽菜的熱量很低，而水分和纖維素含量很高。

3 豆芽菜富含膳食纖維，有**預防便祕、消化道癌症**（食道癌、胃癌、直腸癌）的功效。

4 豆芽菜中含有核黃素，適合口腔潰瘍的人食用。

5 植物固醇有類似雌激素的功能，在女性更年期雌激素不足的時候，攝取豆芽菜可**緩解更年期症狀**。

 快易煮！營養不流失

1 豆芽菜含維生素C，但因加熱會破壞其營養成分，故建議可以縮短烹煮時間。

2 烹調豆芽時加入少許醋，可凝固其中的蛋白質，能減少維生素被破壞，亦可加速鈣的溶解。

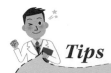 *Tips*

具有延年益壽功效的10種食品中，排在第1位的是黃豆及黃豆芽，排在第6位的是綠豆和綠豆芽！

愛注意！煮食小地雷

1 豆芽菜的膳食纖維較粗，不易消化，且性質偏寒，故有脾胃虛寒之人，不宜多食。

2 豆芽為高鉀、高普林的食材，需控制鉀攝取量的患者，宜汆燙過後再食用，並且要避免飲用湯汁。

3 痛風患者，於急性期內，暫時不要吃豆芽，以免加重病情。

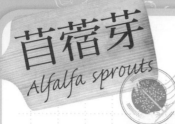
苜蓿芽
Alfalfa sprouts

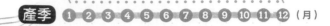

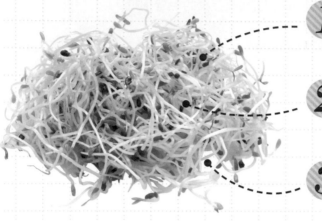

1 苜蓿芽不耐放，應儘快吃才新鮮。

2 苜蓿芽含維生素和胺基酸，可以預防冠狀動脈疾病。

3 選擇安全栽種廠商，可降低生食苜蓿芽的安全疑慮。

小檔案

 挑出尚青的食材

挑選苜蓿芽應觀其長度，發芽至5～10公分最適合食用；此時發芽並長出兩瓣新葉，是酵素含量最高的時候。

當地生產好食材

苜蓿芽多為水耕，只需要容器與水，便能在陰涼處成功培植，可在全台出產，全年都是產期。

 保存妙招

苜蓿芽最好當天現採現吃；若需冷藏，最好用濕紙巾包在苜蓿芽的塑膠盒外層保濕，切勿受重物擠壓。

🔍 營養放大鏡（每100克含有的營養成分）

		三大營養素			維生素			
熱量	膳食纖維	蛋白質	脂肪	碳水化合物	A	B₁	B₂	B₆
20.7kcal	1.75g	3.37g	0.26g	2.5g	46IU	0.08mg	0.09mg	0.14mg

維生素			礦物質						
B₁₂	C	E	鈉	鉀	鈣	鎂	磷	鐵	鋅
—	6.65mg	0.7mg	90mg	346mg	53mg	58mg	49mg	0.76mg	0.33mg

愈呷愈健康

1 維生素A、B、C、K及鐵，可以**清除膽固醇**、**預防冠狀動脈疾病和中風**、對於高血壓、關節炎等治療有很大的幫助，苜蓿芽皆含有這些成分。

2 苜蓿芽幾乎涵蓋所有重要胺基酸，對於**高血壓**、**肝炎**、**關節炎**、**高膽固醇之預防**有極大的效果。

3 苜蓿芽因含有維生素E，故能抑制產生老化情形的過氧化脂質，並可強化血管，使血液循環順暢，**有預防成人病**、**美化肌膚**之功效。

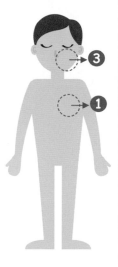

 ## 快易煮！營養不流失

1 苜蓿芽之根、莖、葉都很嫩，其殼很薄，具有纖維質，可以單獨生吃，或與其他佐料調配食用。

2 苜蓿芽可當沙拉、夾三明治、用麵皮捲成春捲、海苔壽司、手捲也很適合，好吃又可攝入各種維生素。

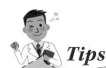

Tips

苜蓿沙拉：將苜蓿芽、玉米粒、萵苣菜、芹菜、洋蔥、檸檬擺入盤中，淋上葡萄乾，就是一份富含鐵的小點心。

愛注意！煮食小地雷

1 部分研究指出，生吃苜蓿芽容易把細菌都吃下肚。其實，苜蓿芽生食安全與否的關鍵，在於廠商的種植與處理程序。選擇安全栽種的苜蓿芽，可降低生食苜蓿芽的風險。

2 正常人長期大量生食苜蓿芽時，要留心有無紅斑性狼瘡病變的症狀出現；已患紅斑性狼瘡的病人，則要避免食用苜蓿芽。

Part 6

一秒變專家！
根莖類的
挑、洗、藏、煮、食

根莖類是介於乾糧與蔬菜之間的食物，

如馬鈴薯、地瓜、芋頭等，含澱粉多，可供給熱量，

根莖類在超市隨手可得！

每天選擇不同的根莖類，變換不同的菜色，

就可以餐餐都把健康吃下肚喔！

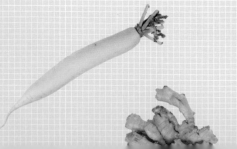
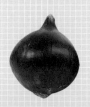
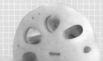

POINT!
重點食材搶先問：

蘿蔔和紅蘿蔔，都是自己人，放在一起煮食天經地義？

答案就在 **P.153**

【愛注意！飲食小地雷】

幫外婆削馬鈴薯的皮，它超快速的變黑了，該如何是好？

答案就在 **P.163**

【快易煮！營養不流失】

好多減肥人士都吃地瓜代替白飯，真的能有效降低攝取熱量？

答案就在 **P.166**

【TIPS】

根莖農藥少，軟刷刷去零殘留。

　　根莖類食材大多埋在地底下不易招蟲，其農藥量較為安全，部分食材雖為地上莖，如茭白筍，但屬去皮食用，故殘毒亦較少。然而，因為根莖類食物帶有土壤，因此也可能會出現病菌問題，如何更仔細地清洗乾淨，就成為處理根莖類食材的一大重點。

　　一般來說，最好於烹煮前再清洗這些根莖類食材較好。因其外面有一層皮保護，壞東西較不易進入，如果買回家就先洗，保護層就會遭到破壞，細菌、雜質也容易趁虛而入，並且潮濕環境也會造成變質、發芽、腐爛等問題。

　　不同的根莖類食材，用什麼方式清潔最為適當，以下便分別說明之：

十字花科根莖類蔬菜 如▶ 白蘿蔔、胡蘿蔔。

 乾刷 根莖類蔬菜買回時，通常帶有土壤，可先用刷子輕輕拍掉。

↓

 儲放 蘿蔔在常溫、涼爽、通風處約放3天，可降解殘存農藥。

↓

 刷洗 要食用的時候，在流水下輕輕刷洗表皮，可刷去表面殘餘土壤與髒汙。

↓

切除 首先切掉蒂頭、去皮後，切成適口大小來料理。

地下根莖 如▶ 芋頭、山藥、馬鈴薯、地瓜、薑、荸薺。

 乾刷 地下根莖類作物表面帶有土壤，可先用刷子，以不傷及表皮的力量刷除。

↓

儲放 在常溫、涼爽、通風處約放3天，可促進殘存農藥降解。需注意食材之新鮮度，避免其發芽、變質、腐敗。

↓

| 刷洗 | 待要食用時，在流水下沖洗表皮，以刷子輕輕刷洗，可將表面土壤骯髒物等去除。 |

↓

| 切除 | 先切掉蒂頭，再去皮，最後切成料理用的大小即可。 |

蔥科莖菜 如▶ 洋蔥。

| 乾刷 | 買回家後，將洋蔥上的土壤以乾刷去除。 |

↓

| 儲放 | 放在通風涼爽處，與空氣多多接觸，可促進其農藥消散。 |

↓

| 搓洗 | 食用前，除了以流水輕輕沖洗表面，還要用手搓洗乾淨。 |

↓

| 剝除 | 將蒂頭切除，剝去外皮後，再用清水沖洗乾淨，切成適當大小烹製。 |

生長在土中的根莖 如▶ 竹筍、蘆筍、茭白筍、蘆筍。

| 刷洗 | 食用前，以流水沖洗表面，並搭配軟毛刷，刷洗食材表面不平整處及其隙縫。 |

↓

| 切除 | 由於運送過程中，食材裸露的底部常會受到汙染，故洗淨後應先切除一小段。 |

↓

| 剝除 | 剝去食材外皮，再用清水沖乾淨，並切成好入口的大小。 |

↓

| 加熱 | 將食材放入水中，以微火加熱數分鐘，不需待水滾開，藉此促進農藥消散後，便可取出瀝乾。 |

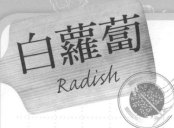
白蘿蔔
Radish

產季 ① ② ③ ④ ⑤ ⑥ ⑦ ⑧ ⑨ ⑩ ⑪ ⑫（月）

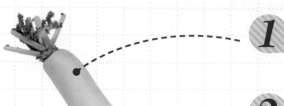

1 白蘿蔔的澱粉酶能幫助人體分解食物中的澱粉。

2 白蘿蔔含維生素C，可養顏美容。

3 生白蘿蔔可抗癌，但不宜過食。

小檔案

挑出尚青的食材

選購白蘿蔔時以菜葉翠綠不過長、光滑、略帶土、根鬚少、具重量感為佳，另外，以手指彈擊聲音清脆者較新鮮。

當地生產好食材

白蘿蔔栽培容易、生長快速，全國各地普遍栽培，其盛產季為冬季至翌年初春。

保存妙招

白蘿蔔買回家後，即便帶著泥土也沒關係，不需要先清洗，直接置於冰箱的冷藏室中保存即可，待要食用再做清洗。

 ## 營養放大鏡（每100克含有的營養成分）

熱量	膳食纖維	三大營養素			維生素			
		蛋白質	脂肪	碳水化合物	A	B₁	B₂	B₆
16kcal	1.09g	0.7g	0.15g	3.32g	—	0.02mg	0.02mg	0.09mg

維生素			礦物質						
B₁₂	C	E	鈉	鉀	鈣	鎂	磷	鐵	鋅
—	15mg	—	27mg	151mg	23mg	9.4mg	19mg	0.26mg	0.16mg

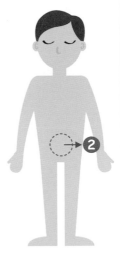

愈呷愈健康

① 白蘿蔔含豐富的維生素C和鋅，有助於增強人體免疫力，**提高抗病作用。**

② 芥子油為蘿蔔中的特殊營養素，不僅能促進胃腸蠕動，還可提升食慾、**助消化**；此外還具抗癌的功能。

③ 澱粉酶能分解食物中的澱粉、脂肪，使其得到更充分的吸收，白蘿蔔中含有此營養成分。

④ 白蘿蔔中含有木質素，能提高巨噬細胞的活力，達到**抗癌防癌**的功效。

⑤ 富含多種酶的白蘿蔔能分解會導致癌症的亞硝酸胺，具有**防癌作用。**

 ## 快易煮！營養不流失

① 白蘿蔔可生食、炒食、燉煮藥膳、煮食，或煎湯、搗汁，或外敷患處。烹飪中適用於燒、拌、熬湯，也可作配料和點綴，各種攝取方式皆可得到大量維生素C。

Tips

古語說：「冬天吃蘿蔔，不勞醫生開藥方。」說明三件事：蘿蔔冬天盛產、蘿蔔是營養食物、蘿蔔具療效健身的功用。

愛注意！煮食小地雷

1	蘿蔔生吃帶有一種辛辣味，來源就是蘿蔔中的芥子油，芥子油雖可抗癌，但也不可攝取過多，否則會對人體健康產生負面作用，例如引起甲狀腺腫大、代謝紊亂、中毒等情形，嚴重者還會導致死亡。
2	因為蘿蔔性偏寒涼，脾虛拉肚子者忌食或少食；胃潰瘍、十二指腸潰瘍、慢性胃炎、甲狀腺腫大、流產等患者不宜食用。
3	蘿蔔主瀉、胡蘿蔔為補，所以最好不要同時進食，以免影響維生素C吸收；若必須同食，應加些醋調和，以利營養吸收。

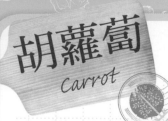
胡蘿蔔
Carrot

 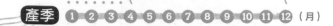
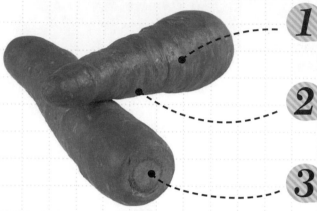

 1 胡蘿蔔的β-胡蘿蔔素可保養眼睛。

 2 胡蘿蔔不可與白蘿蔔同煮共食。

 3 胡蘿蔔又名小人參。

小檔案

 挑出尚青的食材

胡蘿蔔要選擇表皮光滑、顏色紅澄，外觀完整無裂縫，且末端沒有分叉者，才是健康的胡蘿蔔。

 當地生產好食材

胡蘿蔔多在秋季耕種，冬季收穫，其在台灣的主要產地有彰化縣、雲林縣、台南市。

 保存妙招

胡蘿蔔適合存放在陰涼通風處，或用報紙包好冷藏；建議可先把胡蘿蔔頭部切掉，以免水分流失。

營養放大鏡（每100克含有的營養成分）

熱量	膳食纖維	三大營養素			維生素			
		蛋白質	脂肪	碳水化合物	A	B₁	B₂	B₆
37kcal	2.7g	1g	0.18g	8.5g	11199IU	0.05mg	0.04mg	0.13mg

維生素			礦物質						
B₁₂	C	E	鈉	鉀	鈣	鎂	磷	鐵	鋅
—	5.16mg	0.6mg	67mg	267mg	30mg	13.3mg	39mg	0.47mg	0.26mg

愈呷愈健康

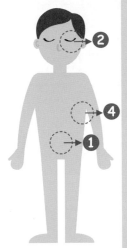

❶ 富含粗纖維的胡蘿蔔，食用後可促進腸胃蠕動，有**助消化**的功用。

❷ 胡蘿蔔的 β-胡蘿蔔素在人體內轉化為維生素A，可保護黃斑部，**維持視覺與視網膜的健康。**

❸ β-胡蘿蔔素可以抗氧化，清除自由基，進而**防癌、抗老化**，為胡蘿蔔重點營養素。

❹ 胡蘿蔔有些微的辛辣味，能**發汗**，雖然作用輕微且持續，但不會有過度之虞。

 ## 快易煮！營養不流失

❶ β-胡蘿蔔素多存在於胡蘿蔔的皮下，建議在烹煮時可不削皮，但應注意外皮須清洗乾淨。

❷ 胡蘿蔔的維生素屬於脂溶性，可加油炒或與肉類等一起煮，更有利於吸收。

❸ 胡蘿蔔汁是健康飲料，有些醫師經常作為治療癌症食譜的基本項目。此外，若將胡蘿蔔汁混合芹菜汁一起飲用，味道不僅更好且營養價值提升。

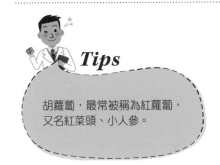

Tips

胡蘿蔔，最常被稱為紅蘿蔔，又名紅菜頭、小人參。

愛注意！煮食小地雷

1 生吃胡蘿蔔，除了較不易消化，過量食用將導致血液中的類胡蘿蔔素濃度過高，色素容易沉澱在皮膚真皮層中，讓膚色黃黃的。

2 胡蘿蔔中，含有會破壞維生素C的分解酵素，故應盡量避免與白蘿蔔同煮共食。

3 酒和胡蘿蔔同時食用會導致酒精在肝臟中產生毒素，進而引起肝病的危險。

芋頭
Taro

產季 ① ② ③ ④ ⑤ ⑥ ⑦ ⑧ ⑨ ⑩ ⑪ ⑫（月）

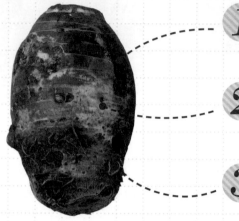

1 偶爾可以用芋頭來代替米飯類的主食！

2 芋頭在秋、冬水分較少，故口感最優。

3 芋頭含鉀，能利尿。

小檔案

挑出尚青的食材

芋頭應選中間略胖的長橢圓形，且一圈一圈成長線面積愈大者愈好，此外，輕刮芋頭切面，肉質呈綿粉狀最好吃。

當地生產好食材

台灣以檳榔心芋產量最高，秋冬口感最為鬆綿。其產地在屏東、台中、苗栗、高雄。

保存妙招

芋頭買回家後，應放在陰涼處儲藏，切記要保持乾燥，並盡量於2週內食用完畢。

🔍 營養放大鏡（每100克含有的營養成分）

熱量	膳食纖維	三大營養素			維生素			
		蛋白質	脂肪	碳水化合物	A	B_1	B_2	B_6
128kcal	2.3g	2.5g	1.1g	26.4g	67IU	0.03mg	0.02mg	0.08mg

維生素			礦物質						
B_{12}	C	E	鈉	鉀	鈣	鎂	磷	鐵	鋅
—	8.8mg	0.45mg	5mg	500mg	28mg	29mg	64mg	0.9mg	2.2mg

愈呷愈健康

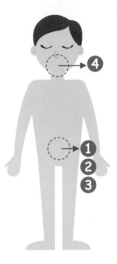

① 芋頭富含膳食纖維，能幫助消化、改善便祕。

② 含鉀的芋頭能幫助血壓下降，有利尿功能，可排除體內多餘的鈉。

③ 芋頭因含豐富的澱粉和蛋白質，容易產生飽足感，其充足的營養，偶爾可取代米飯。

④ 芋頭含鈣、磷、鐵，可鞏固牙齒健康；並有保護骨骼，以及造血、補血的功用。

快易煮！營養不流失

① 芋頭可充當主食、也可入菜、製成甜點，其膳食纖維能健胃整腸。

② 削芋頭外皮時，最怕沾上草酸鹼，使手發癢，若沾點檸檬汁、皮或醋塗抹，就能止癢。

③ 在同熱量的狀況下，芋頭體積大於米飯，食用較有飽足感。但是芋頭的主要成分還是澱粉，攝取過量還是會胖。

Tips

芋頭衍生出來的料理較多樣化，可製成如芋頭糕、芋泥球、芋圓等各式各樣的食譜。

愛注意！煮食小地雷

1 千萬不可生食芋頭，因其毒素會導致嘴脣、舌頭發麻，甚至是腸胃不適，或對皮膚造成傷害。

2 芋頭是一種容易脹氣的食物，故腸胃道消化功能較差的人，或是容易脹氣者，應適量攝取。

3 食用芋頭時，不可喝過多的水，以防沖淡胃液，妨礙消化。

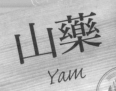

山藥
Yam

 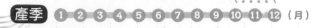
 1 山藥中有類似荷爾蒙的成分，可抗老美膚。

 2 更年期多吃山藥，可改善種種不適症狀。

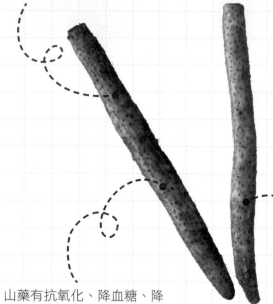

 3 山藥有抗氧化、降血糖、降血壓、降低血脂、調節荷爾蒙等5大益處。

4 山藥可以止瀉、修復腸黏膜。

小檔案

挑出尚青的食材

山藥有許多小名，原名薯蕷，又有懷山、淮山、山薯、山芋等稱呼。而在選擇山藥時，以重量較重、鬚根較少、外觀完整且無腐爛者為佳。

當地生產好食材

台灣山藥的產季為冬季，主產地是嘉義、南投、彰化、恆春等地，而依產地不同，其形狀各異，故種類繁多，而多在冬季出產。

保存妙招

整支未切的山藥，將其放在通風陰涼處，可保存3個月；若已切開或削皮，則紙巾應包覆切口，裝入密封袋，送進冰箱冷凍庫存放即可。

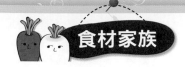
食材家族

Japen

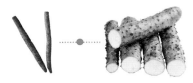

日本山藥 外觀上不同於一般山藥，它光滑完整、無根鬚、不乾枯、不裂根、顏色均勻潔白、口感脆滑，並且適合生食。

 營養放大鏡（每100克含有的營養成分）

熱量	膳食纖維	三大營養素			維生素			
		蛋白質	脂肪	碳水化合物	A	B_1	B_2	B_6
87kcal	1.28g	2.9g	0.1g	18g	—	0.15mg	0.02mg	0.19mg

維生素			礦物質						
B_{12}	C	E	鈉	鉀	鈣	鎂	磷	鐵	鋅
—	5.6mg	0.39mg	4.04mg	553mg	6.3mg	15mg	49.5mg	0.8mg	0.83mg

愈呷愈健康

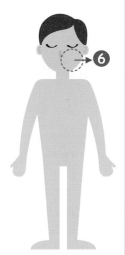

❶ 若生食山藥，其黏液富含黏質多醣體、皂苷等抗氧化素，有助於緩解、抑制身體發炎現象。

❷ 多吃山藥能從中獲得鎂和鋅，兩者皆是人體分泌胰島素不可或缺的營養素。

❸ 山藥含有維生素B_1、B_2，可協助代謝血液中的葡萄糖，具降血糖的效果。

❹ 山藥的多種胺基酸及植物性荷爾蒙可維持人體組織功能正常運作，細胞不易癌化，可防癌、抗癌。

❺ 鉀能排出體內多餘的鈉，可預防高血壓，血壓偏高者可多吃含鉀的山藥。

❻ 山藥含類似荷爾蒙的成分，可幫助抗老化，長期食用能讓皮膚光滑細緻。

❼ 更年期種種不適，包括上火、潮紅、失眠、心悸、情緒不穩等，吃山藥皆有改善作用。

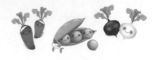

快易煮！營養不流失

① 山藥削完皮後，若沒有立即烹煮就會變黑，因此最好先浸泡在醋水、檸檬水或食鹽水裡，以防止氧化，減輕變黑情形。

② 南瓜含果膠可以保護胃腸道免受刺激，而山藥味含澱粉酶、多酚氧化酶等物質，有利於脾胃消化吸收功能，南瓜、山藥搭配，食療功效不僅限於健胃，還對防治糖尿病、降低血糖有一定作用。

③ 雖然山藥含有多種營養成分，但熱量其實並不低。若在日常飲食中，食用過量山藥，又沒有節制其他主食的攝取量，則容易出現體重上升的情形。

④ 山藥不宜久煮，否則容易破壞其中的澱粉酶，減低保護腸胃、幫助消化的功能。

Tips

山藥可以修補腸黏膜，慢性腹瀉、腸躁症患者，若長期食用，將有助於疾病的治療。

愛注意！煮食小地雷

1 山藥屬於高鉀食物，儘管營養價值高，但腎臟病患者卻要慎食，應依醫囑拿捏食用分量，以免造成病情惡化。

2 多吃山藥會促進人體分泌荷爾蒙，對一般人來說是有益的，但患有婦科腫瘤（包括子宮、卵巢、乳房）者，或男性攝護腺腫瘤者均不可進食，否則很可能會助長腫瘤發展。

3 山藥具收斂作用，故長期便祕或暫時排便不順者不宜食用，以免加重便祕情況。

馬鈴薯
potato

 產季 ① ② ③ ④ ⑤ ⑥ ⑦ ⑧ ⑨ ⑩ ⑪ ⑫ （月）

Part **6** 一秒變專家！根莖類的挑、洗、藏、煮、食

1 馬鈴薯富含維生素C，有益於心血管系統。

2 馬鈴薯切好先泡水，避免氧化變黑。

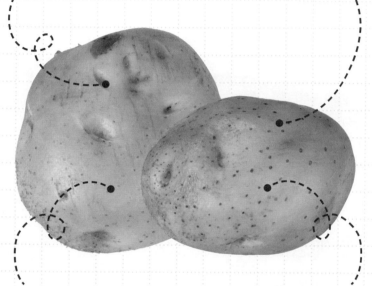

3 發芽的馬鈴薯不可食用。

4 馬鈴薯是抗衰老聖品。

小檔案

挑出尚青的食材

馬鈴薯又稱洋芋，外觀有橢圓、圓球、卵圓形、長筒形等。挑選時，應以完整結實、表皮光滑、沉重，外皮乳白為佳，不宜過黃。此外，已發芽者勿選購。

當地生產好食材

馬鈴薯是一種糧蔬兼備的作物。其性喜冷涼的生長環境，盛產期在春季。而台灣主要產地為台中縣、雲林縣、嘉義縣等區域。

保存妙招

保存馬鈴薯時，需將其放置在陰涼、乾燥且通風之處，避免陽光直接照射，並要在發芽之前盡早食用，發芽後則應直接丟棄。

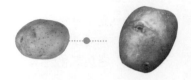

食材家族

Red

紅皮馬鈴薯

比起一般黃皮馬鈴薯，口感較鬆軟，水分略多，而其花青素含量則是高過一般馬鈴薯，尤其抗氧化能力和防癌效果更為顯著。

營養放大鏡（每100克含有的營養成分）

熱量	膳食纖維		三大營養素			維生素			
			蛋白質	脂肪	碳水化合物	A	B$_1$	B$_2$	B$_6$
77kcal	1.27g		2.6g	0.2g	15.8g	—	0.08mg	0.03mg	0.15mg

維生素			礦物質						
B$_{12}$	C	E	鈉	鉀	鈣	鎂	磷	鐵	鋅
—	29.5mg	0.02mg	3.06mg	386mg	3.7mg	20.3mg	38mg	0.6mg	1.05mg

愈呷愈健康

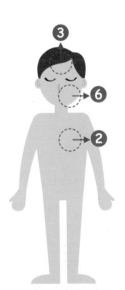

1. 馬鈴薯富含大量碳水化合物，能供給人體充足的**熱量**。

2. 維生素C可**保持血管彈性**，預防脂肪沉積在心血管系統，多吃馬鈴薯可攝取其營養素。

3. 鉀可與體內多餘的鈉結合，能**降低血壓**，預防腦血管破裂，是馬鈴薯中的營養成分。

4. 馬鈴薯中的纖維素較細嫩，不會刺激胃腸黏膜，有良好的**制酸功用**。

5. 多吃馬鈴薯可獲得維生素B$_1$、B$_2$、B$_6$和泛酸等B群維生素，亦可攝取到微量元素、胺基酸、蛋白質、脂肪和優質澱粉等營養素，是**抗衰老聖品**。

6. 馬鈴薯的表皮富含綠原酸和硫辛酸。其中綠原酸有抗氧化和**抗癌**的作用，硫辛酸則能淡斑、**防止皮膚老化**。

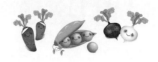

快易煮！營養不流失

1 削好皮的馬鈴薯，可將其浸泡水中，以防氧化變黑。

2 泡過鹽水的馬鈴薯口感較軟；而泡清水，則使馬鈴薯吃起來較清脆。

3 馬鈴薯的浸泡時間不宜過長，若是太久，容易損失水溶性維生素。

4 欲使馬鈴薯快熟，可以切成薄片或丁狀；甚至可先汆燙後再炒熟。

5 馬鈴薯若已有芽眼，或已經發芽者，應馬上淘汰。

6 馬鈴薯本身熱量並不高，但若是加入許多佐料與油脂烹煮，便會成為肥胖因子，若是怕胖的人，則建議拿來煮湯或烤熟再吃，才不會攝取過多熱量。

Tips

把馬鈴薯切片敷在臉上，具有美容護膚、撫平皺紋的良好效果。

愛注意！煮食小地雷

1 長了芽的馬鈴薯，生物鹼已增加，吃進去會引起腹瀉等症狀，若食用過量可能會造成痙攣、昏迷或死亡，不可不慎。

2 馬鈴薯不能生吃，但煮熟後可連皮一起食用，因其擁有豐富的膳食纖維、花青素與胡蘿蔔素，有抗癌效果。然而，發芽馬鈴薯所產生的龍葵鹼是未發芽者的5~6倍，即便烹煮過後，也無法損壞其毒性，一旦食用將出現嘔吐、腹痛……等一系列中毒症狀，故應直接丟棄，切勿挖除發芽部位再次烹調。

3 馬鈴薯屬於糖分較高的主食類，應避免攝取過量，而糖尿病患者因要控制糖分須忌食。

4 若要將馬鈴薯榨汁飲用，建議可先煮熟馬鈴薯與胡蘿蔔，再加入蘋果一起打汁，味道甘甜，排毒效果佳。

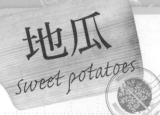

地瓜
sweet potatoes

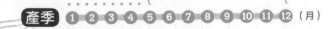
1 吃地瓜，會使人打嗝、放屁。

2 地瓜可滑腸通便。

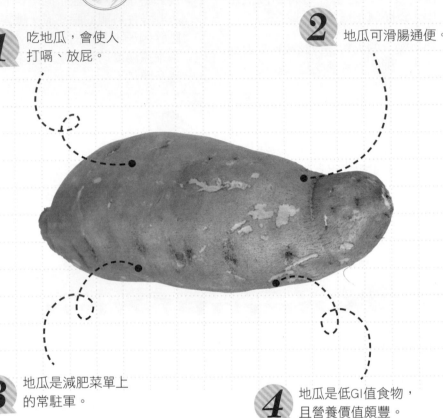

3 地瓜是減肥菜單上的常駐軍。

4 地瓜是低GI值食物，且營養價值頗豐。

小檔案

🛍 挑出尚青的食材

地瓜又名番薯。挑選時，應以無發芽、鬚根不要太多、大小形狀一致、無蟲咬或皺皮者為佳。此外，挑選水分含量較低者，口感更好。

🎩 當地生產好食材

地瓜環境適應力較強，在台灣各地均有種植，主要產地以雲林、台中、苗栗、彰化縣最多，屏東、台北及東部各縣居次。

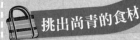

🫙 保存妙招

地瓜買回家後，可將其存放在乾燥、陰暗處，亦可放入牛皮紙袋保存，或先將地瓜蒸熟、烤熟，再放入冰箱冷凍後，待日後取出食用。

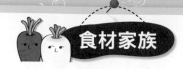

Delicious

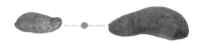

紫心地瓜的口感較具彈性、有咬勁，因其顏色特殊，常用於內餡或是製成麻糬外皮。雖全年皆有生產，但產量少，價格也相對偏貴。

🔍 營養放大鏡（每100克含有的營養成分）

熱量	膳食纖維	三大營養素			維生素			
		蛋白質	脂肪	碳水化合物	A	B₁	B₂	B₆
121kcal	2.6g	1.28g	0.15g	28g	116IU	0.13mg	0.04mg	0.23mg

維生素			礦物質						
B₁₂	C	E	鈉	鉀	鈣	鎂	磷	鐵	鋅
─	20mg	0.5mg	51mg	276mg	46mg	24mg	42mg	0.32mg	0.17mg

🥢 愈呷愈健康

❶ 經常食用地瓜，可以加強血管的彈性、預防動脈硬化，其中的膠原蛋白及粘液多醣類物質，能促進壞膽固醇的排出，進而**保護呼吸道、消化道**等。

❷ 地瓜含有豐富的膳食纖維，可降低血中膽固醇和血糖，能預防糖尿病；此外，亦可促進腸胃蠕動，幫助排便，減少便祕情形。

❸ 食用含豐富鉀質的地瓜可代謝鈉，有**預防高血壓**的作用；此外，其利尿功能有消除水腫的效用。

❹ 地瓜有極佳的維生素A來源，可強化視力。

❺ 地瓜含豐富的β-胡蘿蔔素，有益於肌膚，另外可以打擊也有助抵抗自由基，**抗老化也抗癌**。

❻ 由於地瓜皮富含維生素C，建議洗淨後連同果肉一起食用，可養顏美容、預防感冒。

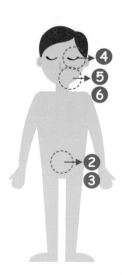

快易煮！營養不流失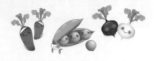

1. 因為生地瓜中含有腸胃消化酵素抑制劑，會影響人體消化吸收，容易產生打嗝、腹脹等不適症狀，故建議熟食。

2. 地瓜最佳的煮食方式，是經過較長時間的蒸煮，等待其所含的消化酵素抑制劑被高溫分解破壞再吃下肚，就不易出現不適症狀。

3. 蒸地瓜的溫度應控制在100℃，不僅能保留最多營養素，且口感綿黏，但香氣可能會稍弱一些。

4. 烤地瓜的溫度多在200℃以上，雖會損失較多營養素，但好處是能增強地瓜香氣，讓口感更富彈性。

5. 地瓜營養價值高，GI值低，富含纖維，很適合放到瘦身的飲食清單中。

 Tips

地瓜每100克熱量約121大卡，約等於半碗飯的熱量，攝取過多也會造成肥胖。

愛注意！煮食小地雷

1. 地瓜和柿子不宜在短時間內同食，前者糖分若在胃裡發酵，會使胃酸分泌變多，和柿子中的鞣質、果膠反應，會產生沉澱凝聚的硬塊，一旦量多變嚴重時，將使腸胃出血或造成胃潰瘍。

2. 雖然地瓜的膳食纖維能穩定血脂，但糖尿病患者仍需視病情由營養師建議攝取量，因為地瓜糖分不低，吃太多容易升高血糖。

3. 地瓜含有一種氧化酶，食用後容易腹脹、打嗝、放屁。此外，地瓜豐富的纖維能促進腸胃蠕動，但若腸胃不佳就應忌食。

4. 地瓜應富含鉀，故腎臟病人要控制攝取量。

薑
Ginger

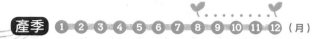

產季 1 2 3 4 5 6 7 8 9 10 11 12 （月）

Part
6
一秒變專家！根莖類的挑、洗、藏、煮、食

1 薑有止吐、抗發炎、抗衰老等功用。

2 薑是東方去腥、調味不可少的常用辛香料。

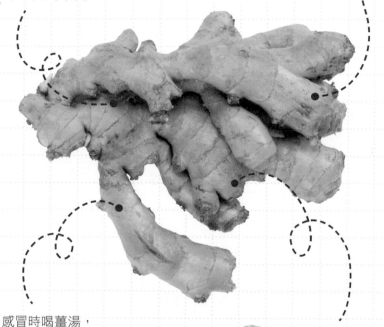

3 感冒時喝薑湯，能暖和身子。

4 老薑即薑母，耐儲存，全年市場皆有銷售。

小檔案

挑出尚青的食材

老薑即薑母，為薑生長的最後一期，已呈完全成熟老化，此時莖肉縮瘦、外皮粗厚、纖維量多，汁少但是辣味強，選購老薑以不皺縮枯萎、不腐爛者為佳。

當地生產好食材

一旦薑栽植滿10個月，便稱為老薑。老薑耐儲存，全年市場皆有銷售，實際盛產期則在8～12月，產地以南投、嘉義、台中、台東較多。

保存妙招

老薑不適合冷藏，易流失水分而乾癟，適合放在通風處保存。但切過的切口則應用保鮮膜包覆，置入冰箱冷藏，並最好在2週內食用完畢。

Tender

嫩薑是薑栽植至4個月時所採收者，塊莖潔白飽滿，莖末鱗片呈粉紅色，肉質柔嫩多汁，此時採收稱為嫩薑，產期為5～10月。台灣嫩薑栽培在宜蘭、南投較多。

🔍 營養放大鏡（每100克含有的營養成分）

熱量	膳食纖維	三大營養素			維生素			
		蛋白質	脂肪	碳水化合物	A	B₁	B₂	B₆
34kcal	3.28g	1g	0.4g	7g	9.75IU	0.02mg	0.02mg	0.07mg

維生素			礦物質						
B₁₂	C	E	鈉	鉀	鈣	鎂	磷	鐵	鋅
—	3.5mg	2.4mg	7.8mg	296mg	18.5mg	30mg	21.5mg	1.7mg	0.33mg

愈呷愈健康

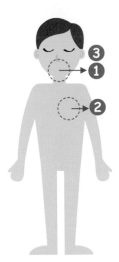

❶ 薑的芳香成分是從「薑油桐」及「薑油酚」而來，其有促進食慾的作用。

❷ 薑所含的薑醇類成分，可抑制血小板的凝集，能防止血栓，避免心血管疾病的發生；亦有抗發炎的作用。

❸ 止嘔是薑的特殊功用，可減少孕婦害喜，也可緩和暈船嘔吐，以及化療引起的噁心。

❹ 吃薑會使身體發熱，這是因為薑具有**使血管擴張、血液循環加快、促進毛孔擴開**的功用，不但能把多餘的熱帶走，同時還可把體內的病菌、寒氣一同帶出。所以，感冒、著涼時，或受了雨淋，儘快吃些薑，或熬薑湯喝，就能及時**排除寒氣**，消除各種不適。

❺ 薑辣素進入人體後能產生一種抗氧化酶，可對付自由基，有抗衰老的作用。

快易煮！營養不流失

① 薑的主要功用是調味，料理時加點薑末，能幫助海鮮、魚類去腥，驅寒功效顯著。

② 薑除了作為調味料，尚可生食、醃食、醬漬，藉此可攝取到其中的薑辣素。

③ 上班族常身處在冷氣房裡，會因室內室外溫差太大而容易感冒。若能吃幾片生薑或者喝一碗紅糖薑湯，有驅寒、預防著涼的作用。

④ 吃薑易引起肝火旺，可以同時搭配一些舒肝、理氣的飲品，如山楂茶、菊花茶，以降低生薑引起的燥熱感。

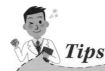 ### *Tips*

薑辣素具有抗老化的功用，老年人常吃生薑，可減緩身體老化，還有去除「老年斑」的效果。

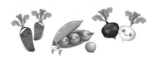
愛注意！煮食小地雷

1 常吃生薑會引起肝火旺，故肝炎病患應忌吃，而口乾、便祕、痔瘡病患也要少吃。

2 夏季天氣炎熱，容易口乾、口渴、喉嚨痛、多汗，且生薑性辛溫，屬熱性食物，這個季節不宜多吃。

3 吃薑一次不宜過量，以免吸收太多薑辣素，在代謝過程中，會刺激腎臟，較傷身。

4 生薑攝取過量容易生痰，這個時候可以攝取一些化痰食物，例如：杏仁、白木耳、水梨……等，以滋潤喉頭。

5 爛薑、凍薑不要吃，因變質後的薑會產生致癌物。

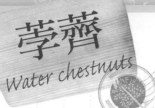
荸薺
Water chestnuts

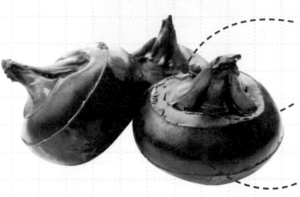

1 荸薺富含磷，能促進生長發育。

2 荸薺是澱粉類食物。

3 荸薺含維生素C，可美白肌膚。

小檔案

 挑出尚青的食材

荸薺為扁圓形，呈紫紅色或黑褐色，挑選時以大小適中、潔淨、新鮮為上品。不可過濕，否則甜度、脆度會變差。

當地生產好食材

荸薺的主要產地分布於台灣中部以及南部，以春、夏兩季出產的品質最優。

 保存妙招

購買帶皮荸薺，可不需經過水洗，就能直接置入冰箱冷藏，大約可保存5～6個月。

 ## 營養放大鏡（每100克含有的營養成分）

熱量	膳食纖維	三大營養素			維生素			
		蛋白質	脂肪	碳水化合物	A	B₁	B₂	B₆
67kcal	2.1g	1.7g	0.1g	14.5g	23.3IU	0.01mg	0.02mg	0.14mg

維生素			礦物質						
B₁₂	C	E	鈉	鉀	鈣	鎂	磷	鐵	鋅
—	6mg	0.46mg	21mg	461mg	3.2mg	9.7mg	52.7mg	0.48mg	0.36mg

愈呷愈健康

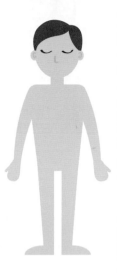

1. 荸薺富含磷，是**生長發育和維持生理功能**必備的營養素，有益於牙齒、強化骨骼，另外，還能促進代謝體內的糖、脂肪、蛋白質等三大物質。

2. 荸薺含有一種叫「荸薺英」的**抗菌**成分，對金黃色葡萄球菌、大腸桿菌、綠膿桿菌均有抑制作用。

3. 維生素A、C能抑制皮膚色素和脂褐質的沉積，有護膚美白的作用，荸薺含有此兩種維生素。

4. 寒性食物可以涼血、化痰、清熱解毒、利尿通便、消食除脹，而荸薺為寒性食材，特別適合發燒病患食用，除了生津除熱外，還可補充各種營養素。

快易煮！營養不流失

1. 荸薺生吃、煮食皆可，生吃清甜且纖維量高，類似甘蔗，煮食後纖維變得鬆脆，甜味尤在。

2. 在各式料理中，荸薺很少當主角，多用於配菜及素食料理，食用後具利尿功能。

3. 荸薺因生長在泥地，外皮、根內部附著較多寄生蟲，需洗淨後再進行料理或生吃下肚。

4. 咽喉炎病患在日常生活中，可以多吃一點荸薺，亦可將其洗淨、去皮、切碎後，打汁飲用。

Tips

荸薺因形如馬蹄，人們也稱它「馬蹄」。廣東著名小吃——馬蹄糕，就是用荸薺磨成粉所製成的。

愛注意！煮食小地雷

荸薺性寒涼，故脾胃腸肺虛弱者或易瀉者都不宜多食。

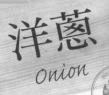

洋蔥
Onion

1 恆春半島是台灣洋蔥的主要產地。

2 洋蔥有淨化血液的功效。

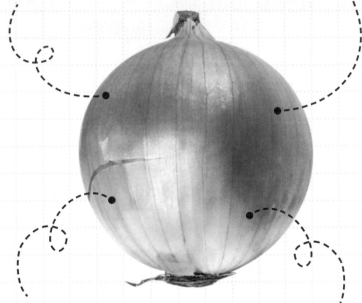

3 洋蔥富含維生素C，可抗發炎。

4 洋蔥不宜久煮。

小檔案

挑出尚青的食材

洋蔥外邊包著薄薄外皮，裡面層層的肉多為白色或淡黃色。挑選時，應以外觀完整、飽滿堅硬、尖頭紮實者為佳，此外，有重量者則品質較好。

當地生產好食材

洋蔥生性忌雨，所以雨季來臨前的3～4月須完成採收。而恆春是台灣洋蔥主要產地，產量佔全台80%以上，中部與林園地區也有少量種植。

保存妙招

保存洋蔥有妙招，可將洋蔥裝入專屬的網袋中、吊掛在陰涼通風處，能保存1個月。若已切好，則應放入密封袋冷藏，並盡快食用。

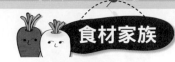

食材家族

Purple

紫皮洋蔥 質地脆，辣味重，口感佳，常出現在生菜沙拉。其蛋白質、膳食纖維以及鈣、鉀、鈉等礦物質含量高，而其花青素，則是一種很強的抗氧化物質。

Taiwan

紅蔥頭 是台式料理中增香提味的一種食材，常見的紅蔥油酥就是用紅蔥頭製成。甘甜中帶著微辣，可以增鮮、去除魚肉類的腥臭味。

營養放大鏡（每100克含有的營養成分）

熱量	膳食纖維	三大營養素			維生素			
		蛋白質	脂肪	碳水化合物	A	B₁	B₂	B₆
44kcal	2g	1.08g	0.24g	10g	—	0.04mg	0.009mg	0.1mg

維生素			礦物質						
B₁₂	C	E	鈉	鉀	鈣	鎂	磷	鐵	鋅
—	5.6mg	0.04mg	1.7mg	180mg	21mg	9.8mg	29.6mg	0.44mg	0.37mg

愈呷愈健康

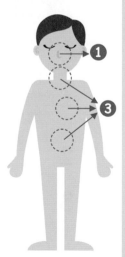

❶ 能淨化血液的洋蔥，可**預防血液凝固**、有**清血**的效用。

❷ 洋蔥所含的有機硫化合物具有辛辣味，不僅可以降血壓和降膽固醇，還能夠殺菌。若冬天需要抗寒，抵禦流感病毒，可以多吃洋蔥。

❸ 攝取洋蔥有助於預防前列腺癌、食道癌與胃癌的風險，也能降低心臟病患者的死亡率，因其富含抗癌酶。

❹ 洋蔥富含維生素C，其抗發炎的特性，有助於緩和與骨骼相關的腫脹及疼痛。

❺ 吃洋蔥能攝取多種硫化物，有利於抑制血小板凝結，使血液凝塊溶解。

❻ 組織胺會引起人體的哮喘過敏症狀，洋蔥至少富含三種抗發炎的化學成分，可以阻止組織胺活動，故多食洋蔥能大幅降低哮喘的發作機率。

快易煮！營養不流失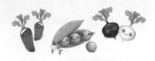

1 洋蔥主要是調味用，常加入料理可增加抗癌酶的攝取量。

2 洋蔥從古至今，除了當作食物外，也被當成藥物看待，其功能囊括化痰止咳、利尿，不論用什麼方式烹煮，難減其珍貴的營養價值。

3 炒洋蔥時，很容易發軟黏在一起，建議可在切好的蔥頭上塗一點點麵粉再烹調，不僅色澤金黃，質地脆嫩，口感也會更好。

4 當你享用高脂肪食物時，如果能搭配些許洋蔥，便能減少高脂肪食物所引起的血液凝塊。

5 在日常生活，人們經常把洋蔥一起與豬肉烹調，因洋蔥所含活性成分，能和豬肉富有的蛋白質結合，產生獨特香氣，兩者配食，可為人體提供豐富的營養。

 Tips

切洋蔥時，先將菜刀放水裡浸泡，並且在切的過程中，不時用水沖刀，就不會流淚了。

愛注意！煮食小地雷

1 蜂蜜不宜與洋蔥同食，因為洋蔥含有各種生物活性物質，一旦遇到蜂蜜中的有機酸和酶類，會發生不良化學反應，引起有毒物質，導致人體腹脹、腹瀉。

2 洋蔥辛溫，如患有皮膚搔癢性疾病、眼睛疾病以及胃潰瘍、肺發炎……等熱病患者，應少吃洋蔥。

3 由於洋蔥是容易導致胃脹氣的蔬菜，因此腸胃虛弱、年長者、年幼者食用時，都要多加注意。

竹筍
shoot

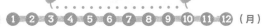

產季 1 2 3 4 5 6 7 8 9 10 11 12 （月）

 1 竹筍高纖維、低熱量，
受到不少營養過剩的人青睞。

 2 竹筍能幫助消除體內
堆積的脂肪。

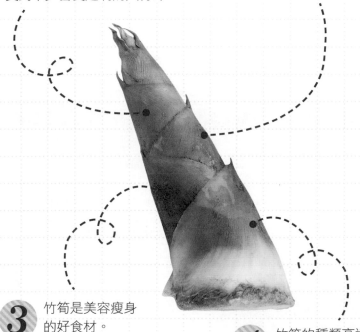

3 竹筍是美容瘦身
的好食材。

4 竹筍的種類高達
一千餘種。

小檔案

 挑出尚青的食材

挑選竹筍以筍底潔白、寬闊、細緻，短矮肥胖，筍殼緊實，呈牛角彎月形最佳。如果筍子尖頭綠綠的像在發芽，易有苦味，要選黃色尖頭者較不苦。

當地生產好食材

台灣竹筍因品種不同，產期、風味、特色都大異其趣，最常見的竹筍為綠竹筍，新北的三峽、五股、八里與台南關廟都是主要產地，春天開始進入盛產期。

 保存妙招

竹筍不適合在常溫下保存，纖維容易老化，買回家後，最好用塑膠袋包裹，置入冰箱內冷藏，並盡量在3天內吃完。

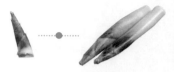

Delicious

桂竹筍 纖維軟嫩,清炒、燉煮或氽燙都好吃,挑選時以根部纖維較細,顏色嫩黃色,不要帶青綠色者為好。產季約在4～5月,一旦為非產季時間,只能買得到桂竹筍乾或者已經去殼的熟桂竹筍。

營養放大鏡 (每100克含有的營養成分)

		三大營養素			維生素			
熱量	膳食纖維	蛋白質	脂肪	碳水化合物	A	B₁	B₂	B₆
40kcal	2.14g	4g	0.15g	7.3g	—	0.07mg	0.1mg	0.19mg

維生素			礦物質						
B₁₂	C	E	鈉	鉀	鈣	鎂	磷	鐵	鋅
—	7.25mg	1.9mg	11.5mg	634mg	55.5mg	18.4mg	76.3mg	0.5mg	1.7mg

愈呷愈健康

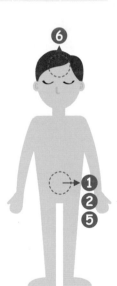

❶ 含大量纖維的竹筍,可促進腸胃蠕動,預防便祕;亦可調節血膽固醇含量。

❷ 含鉀的竹筍可將鈉隨尿液排出體外,能降低血壓,維持肌肉、心臟、腎的正常功用。

❸ 磷酸鹽具緩衝作用,可維持體內血液、體液酸鹼質平衡,而竹筍含磷,多吃有益健康。

❹ 竹筍具有高蛋白、低脂肪、低澱粉、高纖維的條件,吃竹筍可減少體內脂肪累積,有減肥功效。

❺ 中醫學認為,竹筍性甘、寒;入胃、大腸經。其具有清熱化痰、利水消腫、潤腸通便等功用。

❻ 竹筍含維生素B群,有提神醒腦、集中注意力的功效。此外,其所含的維生素C,可增強人體抵抗力、預防感冒。

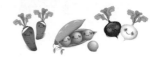

快易煮！營養不流失

① 生竹筍建議帶殼煮，不僅可讓味道更豐富，還能保留水分。

② 竹筍的甜度高、卡路里卻低，烹調方式多元，可熱炒、煮湯、紅燒或做成沙拉，且更是減肥者的瘦身食材。

③ 竹筍還能製成桶筍、筍片、筍醬、筍乾及筍茸，用途相當廣泛，並能從中攝取到維生素B群。

④ 如果買到苦味的竹筍，趕緊先汆燙幾次，第一次煮完的苦水要倒掉，加水後再煮第二次，便能釋出苦味；另外，切片亦可去除苦味。

⑤ 竹筍的粗纖維具有飽足感，故減肥的人可以食用清燙筍子，但要記住少加美乃滋，以免熱量超標。

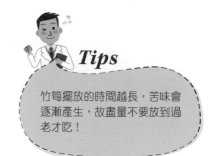

Tips

竹筍擺放的時間越長，苦味會逐漸產生，故盡量不要放到過老才吃！

愛注意！煮食小地雷

1 竹筍草酸含量高，會影響有機鈣質的分解，因此結石患者不宜多吃，以防加重症狀。

2 有過敏性體質或胃弱者不宜多吃竹筍，因其纖維較硬，在胃中停留太長時間會刺激到胃壁。

3 竹筍的含鉀量高，腎功能不佳者因其排鉀能力不足，故要節制竹筍的食用量，以免造成不適。

4 竹筍性微寒，因此腸胃功能不佳或是脾胃虛寒者，需斟酌食用；此外，冷咳、風寒型感冒者亦不可多吃竹筍。

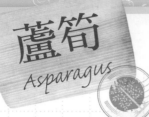

蘆筍
Asparagus

產季 ① ② ③ ④ ⑤ ⑥ ⑦ ⑧ ⑨ ⑩ ⑪ ⑫（月）

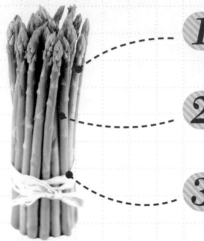

1 蘆筍中的鈣、鐵、磷、鉀等礦物質，含量豐富。

2 蘆筍富含 β-胡蘿蔔素，可防癌抗癌。

3 蘆筍不宜過度烹調以免營養流失。

小檔案

 挑出尚青的食材

挑選蘆筍要注意，好的蘆筍為直挺狀，筍尖鱗片需緊密包覆；而新鮮蘆筍還必須帶有草的清香味。

當地生產好食材

蘆筍產地有彰化、嘉義、台南、屏東，其最適合在25～28℃生長，以4月的盛產期最為鮮甜。

 保存妙招

蘆筍是一種含水量極高的食材，將蘆筍以保鮮膜包覆冷藏後，須在2～3天內食用完畢。

🔍 營養放大鏡（每100克含有的營養成分）

熱量	膳食纖維	三大營養素			維生素			
		蛋白質	脂肪	碳水化合物	A	B₁	B₂	B₆
22kcal	1.37g	1.3g	0.15g	4.5g	1972IU	0.08mg	0.15mg	0.14mg

維生素			礦物質						
B₁₂	C	E	鈉	鉀	鈣	鎂	磷	鐵	鋅
—	9.06mg	0.94mg	8.4mg	242mg	18.3mg	13mg	57mg	1.3mg	1.35mg

愈呷愈健康

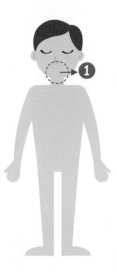

❶ 蘆筍中的礦物質含量豐富，其中以鈣、鐵、磷、鉀為主。鈣能使**骨骼強健，預防骨質疏鬆**；鐵能提高血液含氧量，**使氣色更好**；磷能**維持骨骼及牙齒發育**；鉀則可排除體內過多的鈉，**消除水腫**。

❷ 多吃蘆筍可攝入 β-胡蘿蔔素、維生素A、E、C，以及胺基酸和硒，皆有防癌抗癌的作用；另外，其所含的葉酸及核酸，則具有防止癌細胞擴散之效。

❸ 天門冬素和蘆丁能增加免疫力，使變異細胞回到正常生理狀態，可控制癌細胞異常生長，欲攝取這些成分，可多吃蘆筍。

快易煮！營養不流失

❶ 蘆筍的外觀顏色以綠蘆筍最為常見，而白、紫蘆筍則較少見，但皆富含水分。

❷ 料理蘆筍前半小時，可將其直立置於2～5公分深的水中，讓蘆筍根部吸收水分，可增加口感脆度。

❸ 蘆筍洗淨後，要將蘆筍的粗外皮削掉，口感才會好。

❹ 不同的蘆筍部位，有不同的烹調方式，前端筍尖口感最嫩，適合涼拌；越往根部嫩度降低，可以熱炒；最根部是整支蘆筍纖維質最粗之處，煮湯或熬粥也很美味，而其部位皆含多種礦物質。

❺ 蘆筍含有胡蘿蔔素及維生素C，建議不要加熱過久，否則容易流失營養，烹調時可加入油，能增加人體對胡蘿蔔素的吸收率。

愛注意！煮食小地雷

🔍 蘆筍性寒涼，所以體質偏寒、脾腎陽虛者不宜食用；此外，蘆筍為高普林食材，痛風或糖尿病患者不宜。

茭白筍
Water bamboo

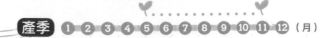

產季 ① ② ③ ④ ⑤ ⑥ ⑦ ⑧ ⑨ ⑩ ⑪ ⑫ （月）

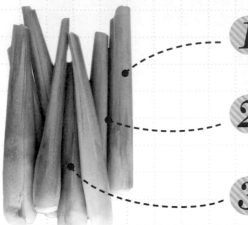

1 茭白筍並非筍類。

2 常吃茭白筍可延緩骨質老化。

3 茭白筍含鉀，可控制血壓。

小檔案

挑出尚青的食材
選購茭白筍時，以筍體飽滿、拿起來較重、中端不突起、沒有老化皺摺為其優良新鮮筍品。

當地生產好食材
茭白筍產期相當長，5月至11月皆有生產。主產地為南投縣，新北市三芝區、金山區及宜蘭縣。

保存妙招
最好買帶殼茭白筍，較耐儲存，並可用紙巾包住，再用保鮮膜包覆冷藏，於1週內食用完畢。

🔍 營養放大鏡（每100克含有的營養成分）

熱量	膳食纖維	三大營養素			維生素			
		蛋白質	脂肪	碳水化合物	A	B₁	B₂	B₆
20.5kcal	2.1g	1.3g	0.16g	4g	4.6IU	0.05mg	0.05mg	0.09mg

維生素			礦物質						
B₁₂	C	E	鈉	鉀	鈣	鎂	磷	鐵	鋅
—	5mg	0.4mg	5mg	219mg	3.4mg	7.18mg	38mg	0.4mg	0.17mg

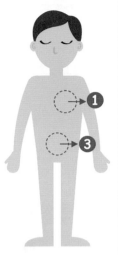

愈呷愈健康

1. 茭白筍含維生素A、C，鉀也頗為豐富，除了有助**高血壓跟心血管疾病**患者控制血壓外，**糖尿病**等慢性病患，建議也可常吃。

2. 「菰黑穗菌」可以預防骨質疏鬆，延緩骨質老化，在食材中較為少見，可由茭白筍中攝取。

3. 中醫認為茭白筍味甘，性寒，無毒。有清熱生津，利尿除濕，通大便等功能。另能改善高血壓、大便閉結、產後缺乳等情形。

快易煮！營養不流失

1. 茭白筍的小黑點是一種菌，叫「菰黑穗菌」，可促進人體新陳代謝。吃茭白筍時一起把黑點吃掉，還可保持骨骼健康。

2. 茭白筍在中醫上屬性甘、寒，在烹煮時加薑，有緩和胃寒的效果。

3. 茭白筍過熟時，纖維會變粗，口感較差，此時，可製成爽脆的茭白筍泡菜。

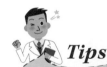

Tips

茭白筍不是筍，反而和水稻是近親，個頭小，外觀猶如小腿，加上肉質白嫩，又有「美人腿」的封號。

愛注意！煮食小地雷

1. 茭白筍的草酸鈣和鉀的含量偏高，建議不要與豆腐一起食用，易形成結石。有腎臟病、尿路結石者都不宜吃太多茭白筍。

2. 體質虛寒容易腹瀉、腹脹、頭暈、手腳冰冷的人，要少吃茭白筍，因其本身性寒涼。

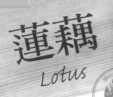

蓮藕
Lotus

產季 ① ② ③ ④ ⑤ ⑥ ⑦ ⑧ ⑨ ⑩ ⑪ ⑫ （月）

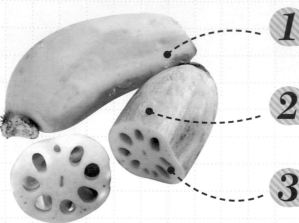

1 蓮藕含鐵，可補血。

2 蓮藕黏絲富含蛋白，能抗老化。

3 用砂鍋烹煮蓮藕較為適合。

小檔案

挑出尚青的食材

挑選蓮藕時，以略帶汙泥、外皮黃褐色、藕身肥厚飽滿、藕孔大者為佳，而過於白淨則有漂白疑慮。

當地生產好食材

蓮藕最大產地位於台南縣的白河鎮，桃園縣、嘉義縣、高雄市亦有生產。而秋天最適合吃蓮藕。

保存妙招

將帶有汙泥的蓮藕買回家後，用紙包妥，先不要洗、切，直接冷藏，可保存大約1週。

🔍 營養放大鏡（每100克含有的營養成分）

熱量	膳食纖維	三大營養素			維生素			
		蛋白質	脂肪	碳水化合物	A	B_1	B_2	B_6
70.8kcal	3.2g	2.16g	0.18g	14.8g	—	0.11mg	0.008mg	0.06mg

維生素			礦物質						
B_{12}	C	E	鈉	鉀	鈣	鎂	磷	鐵	鋅
—	35.4mg	1mg	17.8mg	333mg	22mg	15mg	65mg	0.6mg	0.33mg

愈呷愈健康

1. 蓮藕的黏絲，含有黏蛋白，能滋養人體、增強體力與抗老化。

2. 含鐵量較高的蓮藕，對**缺鐵性貧血**有所助益。

3. 蓮藕中的維生素C和食物纖維含量多，對於患肝病、有便祕等患者十分有益。

4. 單寧酸有讓血管收縮及止血的功效，對於有瘀血或出血病症的人非常適宜，除此之外，也能降膽固醇，有預防高血壓與糖尿病的作用；而其單寧酸在蓮藕中含量相當豐富。

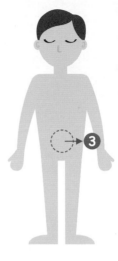

 快易煮！營養不流失

1. 烹煮蓮藕時，宜用砂鍋、忌用鐵器，以免食物發黑。

2. 蓮藕不僅是大家耳熟能詳的食材，也是一種藥材。適合用來煮蓮藕汁、蓮藕湯，飲用可控制血壓。

3. 蓮藕含有豐富的的澱粉、纖維素，加工曬乾後可製成蓮藕粉，只要倒入熱開水沖泡，便成為消暑止渴的清涼飲料。

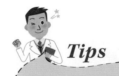 *Tips*

雖然蓮藕一年四季皆可生產，但其中又以秋季的蓮藕品質最為理想。

愛注意！煮食小地雷

1 婦女產後忌生冷，唯不忌蓮藕，因其可消瘀血，但不宜產後立即食用，約待1～2週後再吃較為恰當。

2 由於生藕節性寒，故脾胃虛寒之人應慎食，女性經期與寒性痛經者則忌食，習慣性便祕者亦不可多吃。

Part 7

一秒變專家！
菇類的
挑、洗、藏、煮、食

不同種類的菇，各自有獨特的香味及咀嚼感，
高纖、低脂、低熱量，有助平衡肉類的過度攝取，
非常符合現代人的飲食觀念！
很多女孩想吃飽又不想發胖，菇類最適合妳，
它有抑制消化酵素的作用，也有通便效果！

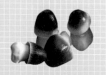
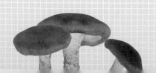
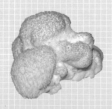
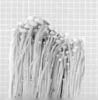

POINT!
重點食材
搶先問：

媽媽煮的雞湯好香，
不過湯裡的香菇都裂開
了，是不新鮮嗎？

答案就在**P.189**
【食材家族】

老師說金針菇又叫
聰明菇，吃了為什麼
會變聰明？

答案就在**P.196**
【愈呷愈健康】

經期要補血，
大量食用黑色的
木耳有效嗎？

答案就在**P.201**
【TIPS】

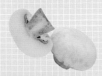
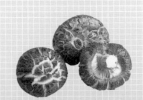
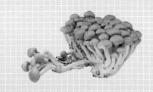

浸泡、換水，菇菇農藥放水流。

　　菇類品種很多，我們最常吃到的，包括香菇、蘑菇、秀珍菇、金針菇、杏鮑菇、黑木耳、鴻喜菇、猴頭菇……等。

　　新鮮菇類現在流行用木屑太空包種植，蟲害相對較少，但仍有小黑蚊，如果在木屑太空包裡直接添加藥物，或在製造木屑的過程中，添加含有農藥的米糠或麥麩，這樣得來的菇蕈自然會殘留農藥，吃了不僅無法養生抗癌，還會荼毒健康。

　　而新鮮菇類經過乾燥後便成為乾香菇，泡發乾香菇時，最好用溫水，以免熱水破壞營養素。至於泡發的水能否用於烹調，如果能確知來源是有機栽培的香菇，那麼可以使用，因其裡面或多或少都有些水溶性維生素B；如果對來源沒有把握，不確定有無受到農藥汙染、加工過程有沒有添加防腐劑，那麼最好捨棄！

　　因此，婆婆媽媽們煮菜時，若喜歡將浸泡香菇的水拿來入菜、熬湯，必須改掉此種習慣，以免原先營養的湯品變成農藥精華湯。

　　為了確實洗去菇類食材上的農藥殘留，以下是其清洗步驟：

菇類 如 ▶ 香菇、蘑菇、秀珍菇、金針菇、杏鮑菇、黑木耳、鴻喜菇、猴頭菇。

切除　某些菇類販賣時會留有基部，清洗之前應先將基底的部分切除。

↓

浸泡　菇蕈類作物的食用部分相當鬆軟，刷洗易破碎，也無法以搓洗的方式將之洗淨。必須在水盆裝水，將菇蕈浸泡在水裡，輕輕攪動與翻動。

↓

沖洗　在浸泡過程中，應讓菇蕈各部位都能充分與水接觸，並將盆子放在水龍頭底下，以小小流水沖洗，期間須不時換水。

　　外食族到餐廳吃飯，最關心的便是業者在烹調前，有沒有把食材洗乾淨，唯恐在眼睛看不到的地方，不知不覺吃下一堆髒汙與細菌。

但是，你知道嗎？有些種類的食材，其實是被部分人士認為可以不需要清洗的，菇類便是其中一項。

　　頂級大廚或是食譜裡，通常會建議不要清洗菇類食材，只要把菇擦乾淨，切丁後料理即可，因為他們認為，菇類所含水分大概就佔了80%以上，含量非常高，洗過以後，因吸收更多水分，會變得軟爛，在炒的時候，不容易上色，風味也會大打折扣，使原有的香氣消失殆盡。

　　這對於懶惰的下廚人，也許是一個福音，但在食安頻傳的時代裡卻是一條令人質疑的說法。這樣的論點甚至在專業營養師之間，還備受討論與爭議，有人支持菇類不用洗，另一派則主張任何食材還是必須洗過，以嚴防農藥殘留的可能性。

　　當然，我們希望吃得安全，但也期望料理美味，因此如何減少水分滲入菇裡，保有彈牙口感，有其以下私房小訣竅：

　　1. 在進行浸泡時，應盡量縮短時間，降低水分進入菇裡的機會。

　　2. 在沖洗菇類時，應快速沖掉表層泥土、髒汙等。

　　3. 沖洗結束後，應拿乾布或廚房紙巾，一一擦拭菇類表面，防止水分稀釋菇類的原先風味。

　　其實，關於「洗」或「不洗」，哪一方的觀念是正確的，還是必須追溯到栽培菇類的源頭，若其種植過程中皆無噴灑農藥，那麼菇類的確可以不必洗；但若我們全然無法得知其來源，那麼適當的清洗還是必要的。而無爭議的部分是，菇類一經清洗便須直接烹調，因洗的過程會損傷表層細胞，若不立刻煮食，表面便會變色，將影響菜餚色澤。

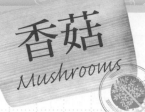

香菇
Mushrooms

 1 香菇的黏液蛋白能保護腸胃。

 2 香菇是良好的膳食纖維。

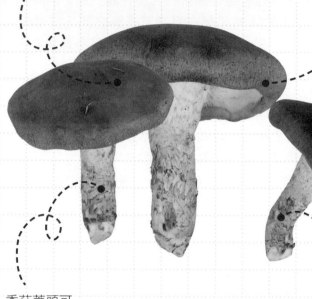

3 香菇蒂頭可留下煮湯。

 4 麥角甾醇在香菇中可轉變為維生素D。

小檔案

 挑出尚青的食材

香菇是一種食用真菌，市售則分為鮮香菇與乾香菇，而選購鮮香菇時，需仔細挑選，以外觀完整、嫩度彈性佳、保濕度高者為優質香菇。

 當地生產好食材

台灣香菇的產期一年四季均有，3～10月為盛產期，產量較高，價格較便宜；而產區分布甚廣，以台中縣及南投縣為大宗產區。

 保存妙招

鮮香菇冷藏的時候，需打開封口，因為它會吐出二氧化碳，悶在袋內會產生酸味，但是乾香菇可緊密封口，置於室溫或冷藏皆可。

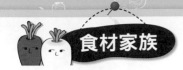

Chicken soup

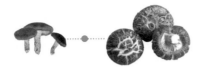

花菇是經由人為改變香菇的正常發育，使其上表皮裂開，露出白色菌肉，狀如花紋而得其名。花菇肉厚、細嫩、鮮美，在台灣煮雞湯多用它，以豐富的營養成分和防病、健身等功能，深受國內外群眾的歡迎。

 營養放大鏡（每100克含有的營養成分）

三大營養素				維生素			
熱量	膳食纖維	蛋白質	脂肪	碳水化合物	A	B₁	B₂	B₆

熱量	膳食纖維	蛋白質	脂肪	碳水化合物	A	B_1	B_2	B_6
37.6kcal	3.8g	2.9g	0.1g	7.5g	—	0.01mg	0.21mg	0.17mg

維生素			礦物質						
B_{12}	C	E	鈉	鉀	鈣	鎂	磷	鐵	鋅
—	0.34mg	—	1.4mg	257mg	3.25mg	16mg	80mg	0.5mg	1.13mg

 愈呷愈健康

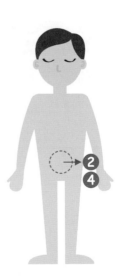

❶ 含多種維生素B_1、B_2、B_6、鉀、鐵、蛋白質等營養成分的香菇，亦是良好的膳食纖維來源，又屬高鹼性食品，其含有**可抗癌症的干擾素多醣體**，和能用來**降低膽固醇的也利達得寧**，綜觀前述可知，香菇可被視為一種天然的保健食品。

❷ 香菇的黏液蛋白含有多醣體，對腸胃形成保護作用，除了**修復胃黏膜、抵抗胃酸**，尚可改善胃潰瘍，刺激腸胃蠕動，以**預防便祕**。

❸ 麥角甾醇透過日光或紫外線照射，可轉變為維生素D，有利於鈣質吸收、促進骨骼發育，欲攝取此成分，可多多食用香菇。

❹ 腹壁脂肪較厚的人可以常吃香菇，因此香菇食療法對這類人群有一定的減肥效果。

快易煮！營養不流失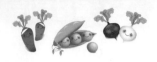

① 鮮香菇脫水即成乾香菇，是為了便於運輸保存，烹飪時，再將乾香菇先行泡水膨發，仍可從中攝取到各種維生素。

② 鮮香菇的處理：洗淨並切除蒂頭，即可烹煮。值得注意的是，香菇蒂頭可留下，撕成條狀後，使其乾燥，便能熬湯，增加甜度。

③ 乾香菇的處理：先以冷水浸泡半小時，再用約80℃的熱水將乾燥香菇泡發，如此便能釋出鮮味物質，但不宜浸泡過久，以免香菇鮮味流失，失去原有香味。

④ 泡發乾香菇時，最好加入少許的白糖，以保留鮮味，使烹調出來的香菇味道更誘人。

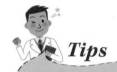 *Tips*

特別大的鮮香菇未必是正常發育而成，可能多為用激素催肥，需慎食。

愛注意！煮食小地雷

1 頑固性皮膚搔癢症患者，最好忌食香菇。

2 香菇為普林質含量偏高的食物，急性痛風的患者、尿酸值較高的患者，都不宜食用過量。

3 香菇含有維生素D，河蟹也富含此種維生素，如果兩者一起食用，會導致人體中的維生素D過量，進而造成鈣質增加，長期食用易引起結石症狀。

4 脾胃寒濕氣滯者，忌食香菇。

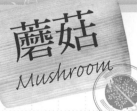

蘑菇
Mushroom

產季 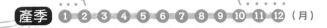 1 2 3 4 5 6 7 8 9 10 11 12 （月）

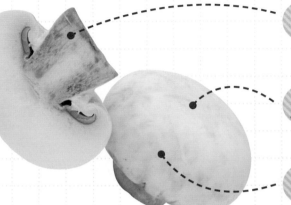

1 蘑菇蛋白質極易被人體吸收。

2 蘑菇在西餐裡廣泛被運用。

3 蘑菇的保存與處理需維持乾爽。

小檔案

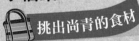 **挑出尚青的食材**

蘑菇又稱為洋菇，好的蘑菇蕈傘完整、包覆密實、根部平整、肉質肥厚，且以淺咖啡色為佳，過白者有可能經過漂白。

當地生產好食材

在台灣所吃到的蘑菇都是屬於人工栽培種，以苗栗、台中，以及台南一帶產量最多。

 保存妙招

蘑菇放久易變質，買回來之後，可裝入塑膠袋中，再置入冰箱內冷藏，並盡快食用完畢。

營養放大鏡（每100克含有的營養成分）

熱量	膳食纖維	三大營養素			維生素			
		蛋白質	脂肪	碳水化合物	A	B₁	B₂	B₆
24kcal	1.5g	2.87g	0.26g	3.65g	—	0.06mg	0.4mg	0.11mg

維生素			礦物質						
B₁₂	C	E	鈉	鉀	鈣	鎂	磷	鐵	鋅
—	0.24mg	—	23mg	231mg	4.3mg	9.27mg	77mg	0.85mg	0.67mg

愈呷愈健康

① 蘑菇熱量低，**蛋白質比一般蔬果多**，對於減肥者或無法攝取動物性蛋白質的素食者來說，為蛋白質、胺基酸等重要營養素的食材來源。

② 菸鹼酸具有**維護皮膚與神經系統健康**的功用，可藉由蘑菇中攝取。

③ 維生素、纖維素含量都高的蘑菇，**可提高人體免疫力**，維護骨骼健康，又能防止便祕，還可降低膽固醇。

④ 蘑菇亦是補鐵食材，**可造血兼補血**。

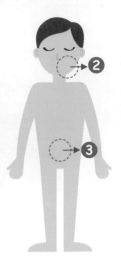

快易煮！營養不流失

① 清洗蘑菇時，不要泡在水中太久，以免吸進太多水分，口味被稀釋。

② 奶油溶點低，若直接用奶油炒洋菇會造成色澤混濁；正確方法為，先乾炒洋菇後，再加入奶油溶化，與洋菇拌炒即可。

③ 汆燙洋菇時加些鹽，可防止洋菇變黑。作法是水滾後、放洋菇、加點鹽，待水滾後再煮10秒，即可撈起瀝乾，不要煮太久會變黑。

④ 蘑菇不宜與味精、雞粉同食，因會破壞蘑菇原本的鮮味。

 Tips

洋菇含有大量的營養成分，如：蛋白質、纖維素等，所以有「蔬菜牛排」之稱。

愛注意！煮食小地雷

 蘑菇普林含量高，高尿酸血症者須控制食用量；另外，對蘑菇有過敏反應者請勿食用；又蘑菇性滑，拉肚子的人也應慎食。

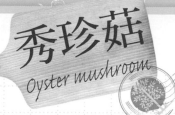

秀珍菇
Oyster mushroom

產季 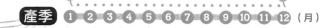 ① ② ③ ④ ⑤ ⑥ ⑦ ⑧ ⑨ ⑩ ⑪ ⑫ （月）

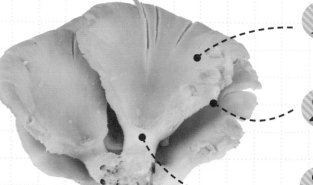

1 秀珍菇不宜久放。

2 秀珍菇可抑制腫瘤細胞。

3 秀珍菇高蛋白、低脂肪。

小檔案

 挑出尚青的食材

秀珍菇一般為淺褐色，選購秀珍菇以菌傘完整偏厚、裂口少、菌柄短、有彈性的較好。

當地生產好食材

秀珍菇為溫帶地區食用菇，在台灣以太空包栽培技術栽培。而以台中和南投一帶產量最多。

 保存妙招

秀珍菇的菇體嬌小，保鮮時間短，不耐久藏，宜儘快煮食，若置於冰箱冷藏並保持乾燥，約可保存1～3天。

營養放大鏡（每100克含有的營養成分）

熱量	膳食纖維	三大營養素			維生素			
		蛋白質	脂肪	碳水化合物	A	B_1	B_2	B_6
30.7kcal	1.8g	3.7g	0.08g	5.24g	—	0.09mg	0.34mg	0.15mg

維生素			礦物質						
B_{12}	C	E	鈉	鉀	鈣	鎂	磷	鐵	鋅
—	0.25mg	—	0.74mg	259.5mg	0.9mg	13mg	84.7mg	0.6mg	0.8mg

愈呷愈健康

❶ 多醣體對腫瘤細胞有抑制作用,且具有免疫特性,**抗腫瘤**可以食用富含多醣體的秀珍菇。

❷ 秀珍菇含有維生素B_1、B_2、C、菸鹼酸、鉀、鐵、鋅、鈣、鎂等營養成分。**對預防癌症、改善新陳代謝、增強體質**都有很大的益處。

❸ 秀珍菇**蛋白質**含量比香菇、草菇更高,已介於肉類與蔬菜之間,纖維含量則偏少。

❹ 人類無法自行合成的**必需胺基酸**蘇胺酸、賴胺酸與高胺酸,都可從秀珍菇獲得。

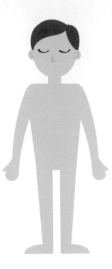

 快易煮!營養不流失

❶ 炒秀珍菇時,因會出水,故不須加太多水燜炒。

❷ 烹煮秀珍菇的時間請勿太久,以保持菇的口感及甜味。

 Tips

秀珍菇水分含量高,儲藏期間易發生褐變,因此秀珍菇上架期短。

愛注意!煮食小地雷

1 秀珍菇也算是高普林的食物之一,對於痛風患者來說,吃多會加重病情,需控制食入量。

2 秀珍菇蛋白質含量高,纖維含量少。

3 菇類鉀的含量相對於其他食材來說,也是屬於較高的,腎功能較差的人不大能吃太多秀珍菇。

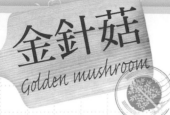

金針菇
Golden mushroom

產季 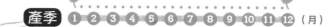 ① ② ③ ④ ⑤ ⑥ ⑦ ⑧ ⑨ ⑩ ⑪ ⑫（月）

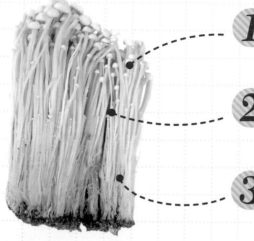

1 金針菇有促進智力發育的作用。

2 腸胃不佳者食金針菇，建議切小段。

3 金針菇有利於美容、減肥。

小檔案

 挑出尚青的食材

好的金針菇要堅挺、顏色白、有光澤的菌蓋，此外，還要避免買到覆蓋有汙泥黏液、褐色菌柄者。

當地生產好食材

金針菇在台灣的栽培以瓶栽為主，以台中霧峰、南投埔里、苗栗苑里為大宗產區。

 保存妙招

將金針菇連同購買回來的塑膠包裝，放在冰箱裡冷藏，可保存約1個星期。

🔍 營養放大鏡（每100克含有的營養成分）

熱量	膳食纖維	三大營養素			維生素			
		蛋白質	脂肪	碳水化合物	A	B₁	B₂	B₆
37kcal	2.26g	2.6g	0.3g	7.18g	—	0.17mg	0.23mg	0.1mg

維生素			礦物質						
B₁₂	C	E	鈉	鉀	鈣	鎂	磷	鐵	鋅
—	—	0.01mg	2.4mg	385mg	0.6mg	13.5mg	90.3mg	0.9mg	0.58mg

愈呷愈健康

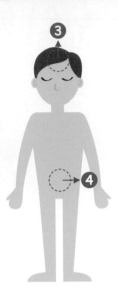

① 因為含有提高免疫力和抗癌功效的多醣體，及免疫調節功能蛋白質，常食金針菇能殺滅癌細胞及抑制腫瘤生長。

② 金針菇中以蛋白質、脂肪、纖維素較多，且高鉀低鈉，除了能**幫助降血壓**，另外對**預防肥胖症、糖尿病、動脈硬化**均有功效。

③ 賴胺酸和精胺酸含量豐富的金針菇，多吃有**促進兒童智力發育**的作用。

④ 金針菇柄富含的大量膳食纖維，可以**吸附膽酸、降低膽固醇**，又可以**幫助胃腸蠕動**，對**高血脂症**的患者有益。

快易煮！營養不流失

① 纖細的金針菇是台灣最常見的鮮食用菇類之一，更是相當風行的高纖、有機食物。

② 金針菇所含的維生素B_1、B_2屬水溶性維生素，煮湯或吃火鍋時，建議最好連湯一起食用。

③ 烹調金針菇，應避免時間過長，以防止蛋白質流失。

④ 烹調金針菇之前最好用水泡一下，在水中放一小勺的鹽，這樣可以把上面殘留的硫去掉，更能發揮殺菌的作用。

Tips

金針菇有促進兒童智力發育和健腦的作用，日本人稱它為「增智菇」或「聰明菇」。

愛注意！煮食小地雷

因為金針菇富含纖維，消化系統較弱的人，不宜吃得太多。

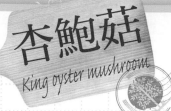

杏鮑菇
King oyster mushroom

產季 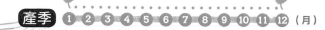 1 2 3 4 5 6 7 8 9 10 11 12 （月）

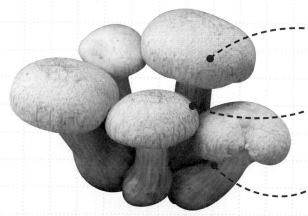

 1 杏鮑菇可降低血脂肪。

 2 杏鮑菇冷藏需隔絕其他食材。

 3 杏鮑菇含水量豐富。

小檔案

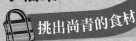 **挑出尚青的食材**

選購杏鮑菇以「七分熟」最佳，此時外觀挺直、富彈性、乳白色澤、肉質肥厚，菇柄約10公分左右。

當地生產好食材

杏鮑菇在台灣以瓶栽種植為主，四季皆產，以秋、冬產量較多，而以台中、南投為大宗產區。

 保存妙招

儲藏杏鮑菇前，需將整個杏鮑菇裝入紙袋，再置入冰箱冷藏，以免吸附異味，並儘快在3～5天內食用完畢。

 營養放大鏡（每100克含有的營養成分）

熱量	膳食纖維	三大營養素			維生素			
		蛋白質	脂肪	碳水化合物	A	B₁	B₂	B₆
40kcal	4.2g	2.78g	0.18g	7.9g	—	0.14mg	0.24mg	0.15mg

維生素			礦物質						
B₁₂	C	E	鈉	鉀	鈣	鎂	磷	鐵	鋅
—	0.12mg	0.003mg	2.7mg	273mg	0.9mg	11.1mg	78.5mg	0.19mg	0.8mg

愈呷愈健康

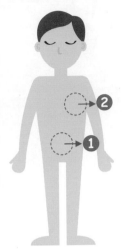

❶ 杏鮑菇富含膳食纖維，可**改善便祕**；此外，尚可增加膽酸排出，減少致病菌與腸道接觸，同時增加腸道內有益菌的數量，**降低致癌因子**。

❷ 幫助人體壞膽固醇代謝，亦是杏鮑菇的一種功效，它還可以抑制膽固醇合成，達到**降低血脂肪、血膽固醇、預防心血管疾病**之功效。

❸ 富含蛋白質和各種胺基酸的杏鮑菇，經常食用可以有效地**提高人體的免疫力**。

 快易煮！營養不流失

❶ 杏鮑菇口感似鮑魚，並有特殊的杏仁味，因此而得名，其富含纖維素、低熱量。

❷ 生鮮菇類，以低溫烹調，比較容易散發香氣，避免大火或是長時間燉煮。只需以低溫炒軟，菇身變熟，微微散發出味道，就調味起鍋，最能享受菇類的滋味及香氣。

❸ 料理杏鮑菇前，可用刀子在上面劃幾刀，加速烹調時入味。

❹ 烹調杏鮑菇不需加水，因為其本身就會出水。

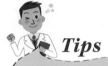 *Tips*

杏鮑菇的名稱，最早是由台灣人命名，日本、韓國、大陸等國家才跟著沿用。

愛注意！煮食小地雷

1 杏鮑菇營養雖豐富，但孕婦一次不宜過食，否則容易引起肚子脹、食慾退、頭暈、疲倦等情況。

2 濕疹患者禁食杏鮑菇；高血鉀患者、腎功能不佳者少食杏鮑菇。

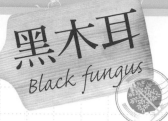

黑木耳
Black fungus

產季 1 2 3 4 5 6 7 8 9 10 11 12 （月）

 1 黑木耳的營養價值頗高。

 2 黑木耳含有豐富的膠質。

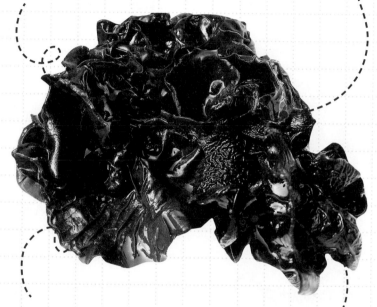

3 黑木耳熱量極低，是可瘦身的食物。

4 黑、大、厚者為較佳的黑木耳。

小檔案

 挑出尚青的食材

挑選黑木耳時，以黑褐色、大朵，肉質較厚者為佳，並且要以「黑白分明」為原則，若是白的那一面呈現灰灰黑黑，則避免購買。

 當地生產好食材

黑木耳這項食材，在台灣利用太空包栽培，全國各地皆生產，一年四季都可採收，而最佳的生長溫度宜控制在25～28℃。

 保存妙招

黑木耳生長於闊葉樹的枯木上，有人稱它為「植物性燕窩」，具有很高的營養保健價值。而儲藏黑木耳必須防止受潮，在常溫下保存。

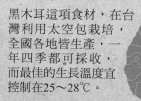

食材家族

Wild

毛木耳 的外形與黑木耳相近，不過毛較長，質地硬而脆。在台灣是野外最常發現的木耳類。常可見於中國料理，適合涼拌。

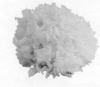

White

白木耳 又名銀耳、雪耳，富含植物性膠原蛋白，具有預防光老化、過早出現斑點、促進肌膚美白、亮麗等效用，堪稱為美容養顏聖品。

🔍 營養放大鏡（每100克含有的營養成分）

熱量	膳食纖維	三大營養素			維生素			
		蛋白質	脂肪	碳水化合物	A	B_1	B_2	B_6
39kcal	7.73g	1.1g	0.15g	9g	—	0.01mg	0.08mg	0.04mg

維生素			礦物質						
B_{12}	C	E	鈉	鉀	鈣	鎂	磷	鐵	鋅
—	0.03mg	—	14.4mg	58mg	26.8mg	18.3mg	24.9mg	0.8mg	0.38mg

🥢 愈呷愈健康

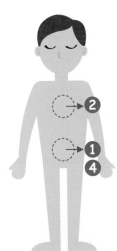

① 富含膳食纖維的黑木耳，能降低膽固醇，同時亦可以降低得到大腸癌的風險；此外，因含有豐富的膠質，對人體消化系統有良好的清潤作用。

② 黑木耳中的抗凝血物質能減少血小板凝結，**降低罹患心血管疾病的風險**。

③ 黑木耳含有多醣體，可增強身體免疫系統。

④ 食用黑木耳，因其中含豐富果膠，吸水後膨脹，能夠產生飽足感；且膠質會黏附胃壁絨毛，減少油脂和膽固醇的吸收，**可用來控制體重**。

⑤ 上了年紀的女性經常攝取黑木耳，**可防止骨質的流失**，因為黑木耳所含的鈣質豐富。

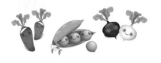

  快易煮！營養不流失

❶ 開始烹調料理黑木耳之前，最好將其稍硬的蒂頭部分切除掉，並避免食用，以免較不易消化。

❷ 有人認為木耳吃下肚裡不易消化，其實，木耳柔軟不黏膩，先將它浸泡後，再切成絲，煮熟食用，就算在胃裡沒有完全消化，但由於本質是柔軟的，仍能容易地通過腸胃，順利排出體外。

❸ 黑木耳近年來很紅，主要原因是它的膳食纖維、多醣體和抗凝血物質三種成分對人體很好，加上黑木耳熱量低，也能用來控制體重，便成為減肥者間的熱門飲品。

❹ 打碎熬煮的黑木耳露，雖然能有助於營養成分的釋放，但相對的卻會失去咀嚼的口感，其次，黑木耳露在胃內消化時間縮短，比起直接吃黑木耳，維持飽足感的時間就也會跟著變短。

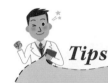 *Tips*

黑木耳屬寒性，女性經期不宜多食用黑木耳，不可誤以為深黑色就是補血食材。

愛注意！煮食小地雷

1 血壓低的人，需注意不要過度食用黑木耳，及其相關飲品，因為黑木耳有降血壓的作用，食用過量可能造成血壓過低。

2 黑木耳的抗凝血功能可能讓止血的時間變長，因此，一般來說，手術及拔牙前，也要避免吃大量的黑木耳。

3 由於黑木耳屬於一種質地陰柔、偏寒涼的食物，因此腹瀉期間暫且不宜食用，另外，若是本身體質屬於脾胃虛寒者，平時就需節制攝取黑木耳的量。

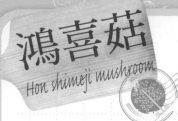

鴻喜菇
Hon shimeji mushroom

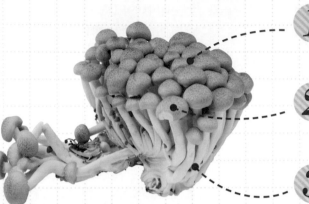

1 鴻喜菇的維生素C有美容效果。

2 鴻喜菇富含胺基酸，對腦有益處。

3 鴻喜菇含水溶性纖維，可保護胃腸。

小檔案

挑出尚青的食材

市面除了傳統淺灰褐色的鴻喜菇，亦常見白色品種，新鮮者菌傘完整、傘柄富彈性、香氣足、色澤自然。

當地生產好食材

鴻喜菇在台灣以瓶栽為主，溫控栽培，需清淨的環境才能培育。台灣主要產地在台中。

保存妙招

鴻喜菇買回來之後，必須先以保鮮盒或保鮮袋包好，再放入冰箱冷藏，如此一來可保存3～5天。

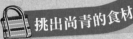

營養放大鏡（每100克含有的營養成分）

		三大營養素			維生素			
熱量	膳食纖維	蛋白質	脂肪	碳水化合物	A	B₁	B₂	B₆
27.7kcal	2.4g	2.7g	0.18g	4.9g	—	0.16mg	0.22mg	0.05mg

維生素			礦物質						
B₁₂	C	E	鈉	鉀	鈣	鎂	磷	鐵	鋅
—	0.23mg	—	1.65mg	332mg	1.74mg	10mg	83.5mg	0.42mg	0.75mg

愈呷愈健康

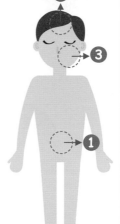

❶ 食用鴻喜菇可攝入大量水溶性纖維，將有害物質排出體外，進一步**預防大腸癌**。

❷ 含多醣體的鴻喜菇，能增加抗體、**抑制腫瘤生長**。

❸ 鴻喜菇的維生素C能預防黑色素沉澱，使肌膚美白，亦能**抗氧化、預防老化**。

❹ 硒能提高免疫力、**預防感冒**，食用鴻喜菇可以攝取硒。

❺ 鴻喜菇富含胺基酸，能**安定神經、舒緩心情**；另外，富含離胺酸、精胺酸，有助活化腦部，增強智力發展。

 快易煮！營養不流失

❶ 鴻喜菇質地細緻味美、柔嫩而不卡牙、口感極好，用在煮湯、火鍋、油炸或炒食皆合適。讓消費者在享受美味的同時也能兼顧健康。

❷ 鴻喜菇以低溫烹調，能保留較多香氣和營養。

❸ 有人將鴻喜菇視為靈芝的一種，這是一個誤會。鴻喜菇屬於食用型菇類，靈芝則屬於藥用型菇類，兩者的營養成分大不相同。

 Tips

> 鴻喜菇是由日本引進後栽培，而「鴻喜」這個名稱是由日語音譯而來。

愛注意！煮食小地雷

1 鴻喜菇的普林含量較高，尿酸高、腎臟病、痛風患者不宜多吃，若食用需控制量，以免加重病情。

2 若是腸胃消化不佳者，建議不可大量地吃鴻喜菇。

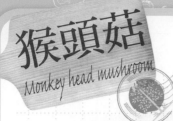

猴頭菇

Monkey head mushroom

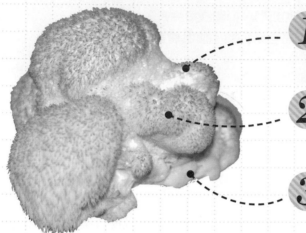

1 猴頭菇可以調節血脂。

2 猴頭菇一定要冷凍。

3 年老體弱者吃猴頭菇，可滋補強身。

小檔案

挑出尚青的食材

猴頭菇形狀酷似猴子的頭而得名，挑選猴頭菇以個頭稍大、根稍小、毛較長、顏色黃為佳。

當地生產好食材

台灣猴頭菇種植地：南投、宜蘭山區。以太空包方式栽培，每年秋雨過後，便為猴頭菇的產季。

保存妙招

由於猴頭菇是含高蛋白質的食品，勢必要冷凍，不可只有冷藏，否則白色子實體會變深褐色，然後轉黑。

🔍 營養放大鏡（每100克含有的營養成分）

熱量	膳食纖維	三大營養素			維生素			
		蛋白質	脂肪	碳水化合物	A	B₁	B₂	B₆
30.5kcal	2.27g	2.07g	0.27g	5.9g	—	0.1mg	0.3mg	0.06mg

維生素			礦物質						
B₁₂	C	E	鈉	鉀	鈣	鎂	磷	鐵	鋅
—	0.56mg	—	2.22mg	3.14mg	1.93mg	7.3mg	57mg	0.44mg	0.49mg

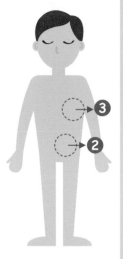

愈呷愈健康

1. 多醣體能抑制癌細胞的合成，從而**預防和治療癌症和其他惡性腫瘤**，病患可多食猴頭菇補充。

2. 猴頭菇有非常好的滋補和促進消化的功效，**保護胃腸**。它富含多種胺基酸，能助消化、安眠、止喘，胃腸不好和哮喘患者適合多吃。

3. 不飽和脂肪酸含量豐富的猴頭菇，能降低血膽固醇含量，**調節血脂**，**利於血液循環**，可作為心血管疾病患者的理想輔助食品。

4. 猴頭菇是**高蛋白**、**低脂肪**、**富含各種礦物質和維生素**的一種優良食品。

快易煮！營養不流失

1. 猴頭菇與熊掌、海參、魚翅並列為中國「四大名菜」。菌肉鮮嫩，香醇可口，有「素中葷」之稱，其中富含多醣體。

2. 食用乾品猴頭菇要經過洗滌、泡發、洗淨和烹調四個階段，直至軟爛如豆腐，食用後補充蛋白質。

3. 新鮮猴頭菇要經過沖洗、剁塊、汆燙、冰鎮等四個步驟，才能烹調，

這樣便可以減少它的苦味，引出猴頭菇獨特的迷人香氣。

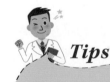

Tips

顏色太白的乾猴頭菇，恐有過量漂白劑殘留的問題，不建議購買。

愛注意！煮食小地雷

皮膚過敏者不宜食用猴頭菇；腹瀉患者亦不可多食猴頭菇。

Part 8

一秒變專家！
水果類的
挑、洗、藏、煮、食

水果含有特殊的香味及甜味！
提供豐富的維生素A、C、礦物質與纖維，
桃、李、葡萄、桑葚、草莓則含有較多的鐵質；
水果整體來說，可以促進健康、增強免疫力！
具有預防便祕、胃腸癌、心臟血管疾病等功用。

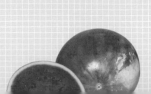
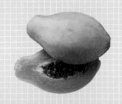
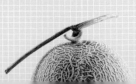

POINT!
重點食材
搶先問：

小朋友感冒發燒了，燙燙的不舒服，切一盤西瓜讓他退熱可以嗎？

答案就在 **P.215**
【愛注意！飲食小地雷】

水梨又甜又充滿水分，真想一顆接一顆的吃，吃越多補水越多？

答案就在 **P.231**
【快易煮！營養不流失】

李子吃起來酸酸的，沾一點甜蜂蜜中和它的酸，有什麼不妥嗎？

答案就在 **P.235**
【愛注意！飲食小地雷】

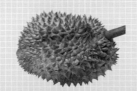
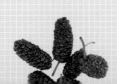
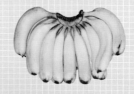

農藥out！水果清洗多步驟。

水果類食材的外形五花八門，其清洗方式更是大相逕庭，以下分別說明之：

瓜類 如▶ 哈密瓜、西瓜。

搓洗 食用前以流動的清水沖洗表皮，同時用手搓洗，尤其是頭尾蒂頭部分。清洗後切除蒂頭，去皮，或切下果肉食用。

柑橘類 如▶ 柳丁、橘子、柚子、檸檬。

沖洗 用大量清水沖洗果實外皮，剝皮後直接食用。此外，剝皮時，手會沾附到果皮上的農藥，故應洗好手再取食果肉。

梨果類 如▶ 梨子、蘋果、櫻桃、李子、桃子、柿子。

搓洗 食用前應以流動的水清洗，並用手搓洗表面，蒂頭凹陷處因較容易藏積農藥，故應用軟毛刷輕刷。

⬇

浸泡 不用去皮的水果，如：櫻桃、李子，要浸泡20～30分鐘，期間必須攪動並換水。

⬇

去皮 像蘋果、梨子，盡量要去皮，並且要先去除蒂頭，以免沾染不潔物質；且最好不要直接帶皮食用較好。

去皮食用水果 如▶ 榴槤、香蕉、木瓜、奇異果、荔枝、龍眼、芒果、甘蔗、鳳梨。

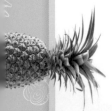

儲放 耐儲放的水果就先通風一段時間，讓殘留在果實內的農藥降解，但各種水果的耐儲程度不同，故須注意其保鮮問題。

⬇

擦拭 表面平滑不吸水的水果，沖洗過後須擦乾，而鳳梨、釋迦不需要以清水沖洗，只要擦掉表面沙土，即可去皮。

⬇

| **去皮** | 去皮前要先去蒂頭,並且在去皮後,應先洗淨刀具再切塊,以免表皮殘留物汙染到果肉。 |

莓果類 如▶ 桑椹、草莓。

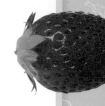

| **沖洗** | 因小型莓果無法以軟毛刷刷洗,故先以較強力的大水流沖洗果蒂後,再清洗果實。 |

↓

| **浸泡** | 放入水盆中浸泡30分鐘,每10分鐘換一次水,重複數次。洗淨後可直接食用,但要小心吃下果蒂。 |

可連皮食用的水果 如▶ 蓮霧、楊桃、芭樂。

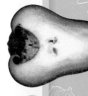

| **搓洗** | 以流動的水清洗,並搓洗表面,而蒂頭凹陷處則用軟毛刷輕刷,尤其凹陷處為易堆積農藥之處,此為清洗重點。 |

↓

| **浸泡** | 將水果浸泡在清水裡,浸泡20～30分鐘,期間應勤於換水。 |

↓

| **切除** | 切除果柄、果臍或蒂頭部分後,再切塊,而切塊前應重新清洗刀具,以防蒂頭不潔處沾染果肉。 |

漿果類 如▶ 葡萄。

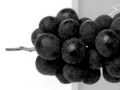

| **剪下** | 先沖洗整串葡萄,再用剪刀將葡萄一顆顆剪下,剪時留一點小果柄,盡量避免用手拔,以免果肉露出,遭受汙染。 |

↓

| **搓洗** | 將剪下的葡萄置於水盆中,一次拿起幾顆在水龍頭底下,一邊用流水沖洗,一邊輕輕搓洗。 |

↓

| **浸泡** | 將洗好的葡萄用清水浸泡30分鐘,期間換水2～3次,食用時避免將果柄吃進去。 |

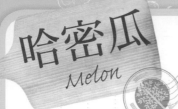
哈密瓜
Melon

 1 網紋洋香瓜經常被誤認為「哈密瓜」。

 2 哈密瓜呈橄欖形或橢圓形。

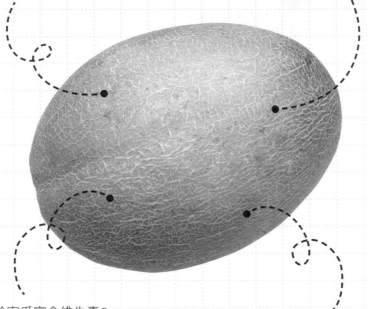

3 哈密瓜富含維生素C有利於預防感冒。

4 哈密瓜的鉀含量豐富，能夠利尿。

小檔案

 挑出尚青的食材

哈密瓜呈橄欖形至橢圓形，表皮有稀疏網紋，為瓜中之王。挑選哈密瓜時，要以網紋粗且密的為佳，聞到較濃的香氣的哈密瓜吃起來甜。

當地生產好食材

哈密瓜在台灣產量少，以宜蘭壯圍較有代表性，壯圍鄉號稱「哈密瓜的故鄉」，當地日照充足，秋冬多雨水，春夏時晝夜溫差大，適合栽培。

 保存妙招

哈密瓜買回來後，不必立即食用，在常溫下放置幾天，待果臍部位軟化後，香氣散出，品質最佳，方可食用。

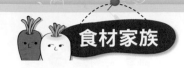

食材家族

Good

光皮洋香瓜

洋香瓜產地集中於台南、嘉義，屏東、雲林等地也有種植。雖全年都有得買，主要產季卻在秋、春二季，大約是11月至翌年5月。

Nice

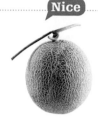

網紋洋香瓜

經常被誤認為哈密瓜，其網紋密實、近果梗處出現網紋者為上品。以12月至翌年3月，生產的品質為最穩定。

🔍 營養放大鏡（每100克含有的營養成分）

		三大營養素			維生素			
熱量	膳食纖維	蛋白質	脂肪	碳水化合物	A	B₁	B₂	B₆
28kcal	0.65g	0.7g	0.09g	6.9g	3425IU	0.015mg	0.01mg	0.02mg

維生素			礦物質						
B₁₂	C	E	鈉	鉀	鈣	鎂	磷	鐵	鋅
—	25.5mg	—	29mg	190mg	14.5mg	13.5mg	13mg	0.25mg	0.3mg

🍚 愈呷愈健康

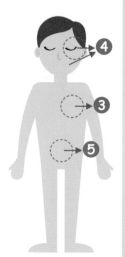

❶ 哈密瓜富含維生素B群，有很好的保健功效；亦含維生素C，有利於人體抵抗傳染病。

❷ 多吃哈密瓜可攝取豐富的抗氧化劑類黃酮，如：玉米黃質，能夠保護我們的細胞，防止各種癌症發生。

❸ 鉀給身體提供保護，能夠預防冠心病，保持正常的心率及其血壓，而哈密瓜的鉀含量也很豐富。

❹ 哈密瓜富有的維生素A，有利於維持健康的肌膚，降低罹患白內障的風險，有改善視力的作用。

❺ β-胡蘿蔔素極好，有助於預防肺癌、乳癌、子宮頸癌、結腸癌以及白內障；也能促進人體的造血機能，改善貧血，而多食哈密瓜可獲得此營養素。

快易煮！營養不流失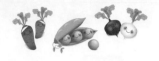

① 哈密瓜有「瓜中之王」的美稱，含糖量在15%左右，有的帶奶油味，有的含檸檬香，但都味甘如蜜，奇香襲人，除了滋味好，常食用亦可攝取大量的維生素B群。

② 哈密瓜若存放一段時間再食用，品質更佳、更香甜；要注意的是，哈密瓜存放過久，糖度會降低。

③ 哈密瓜常用來作為孕婦飲食的一部分，因為其富含鉀，能排除多餘的鈉；且其葉酸成分有利於防止小兒神經管畸形。

Tips

市面上販售的哈密瓜很多其實是洋香瓜，真正的哈密瓜大部分來自中國新疆，是卵圓形，並非是球狀的洋香瓜。

愛注意！煮食小地雷

1 哈密瓜為一種偏涼性的水果，體質已虛寒的人，不宜再多吃，以免引起腹瀉等身體不適的症狀。

2 患有腳氣病、黃疸、腹脹、拉肚子、寒性咳喘以及產後、病後的人不宜多食哈密瓜。

3 哈密瓜為含糖量較多的水果，因此糖尿病患者須以少量食用為主，以免加重病情。

4 雖然孕婦吃哈密瓜，可攝取營養，但仍是以適量為主，食用過量恐引起腹瀉；此外，冬季的哈密瓜為反季節的水果，含有催熟劑，對孕婦或胎兒都會造成不良的影響，懷孕的婦女禁止食用。

西瓜
Watermelon

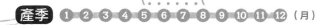

1 西瓜可解中暑，
除煩止渴。

2 西瓜紅肉富含珍貴
抗癌物茄紅素。

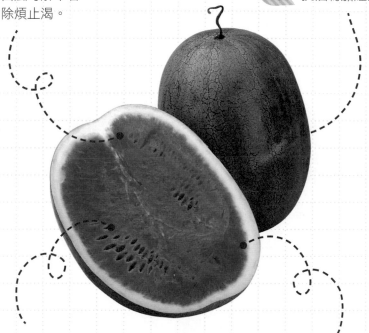

3 西瓜在餐與餐間食用
最洽當。

4 腎功能不佳者，
吃西瓜會水腫。

小檔案

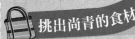 **挑出尚青的食材**

挑選西瓜的方法，通常
都是拿起拍打，聽起來
沉甸、帶有震動感，表
示已成熟，水分充足。
另外以紋路鮮明、帶頭
捲曲為佳。

當地生產好食材

西瓜喜高溫、乾燥氣候，
是典型的夏季水果，以
5月至8月為盛產期，在
台灣主要的產地以雲
林、屏東為大宗，其
他地區也有栽培。

保存妙招

西瓜可置於室溫存放
1週左右。若需冷藏，
則將西瓜全部包起來，
連皮一起包在保鮮膜
內，再置入冰箱。

食材家族

Small

小玉西瓜
原為西瓜改良品種，較小又圓，肉色為黃色或紅色。其皮薄好切，不像一般市面的西瓜皮厚，很難切開。小玉西瓜的產地以屏東、花蓮最多見。

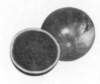

Great

無籽西瓜
為改良品種，跟一般西瓜的種子比起來，無籽西瓜中的種子小且不明顯。這種西瓜無法透過種子繁殖，因此只能人工培植。

🔍 營養放大鏡（每100克含有的營養成分）

熱量	膳食纖維	三大營養素			維生素			
		蛋白質	脂肪	碳水化合物	A	B_1	B_2	B_6
33kcal	90.6g	0.65g	0.06g	8.45g	379IU	0.05mg	0.03mg	0.04mg

維生素			礦物質						
B_{12}	C	E	鈉	鉀	鈣	鎂	磷	鐵	鋅
—	7.9mg	0.06mg	1.4mg	116mg	17mg	10mg	10.8mg	0.29mg	0.46mg

🥢 愈呷愈健康

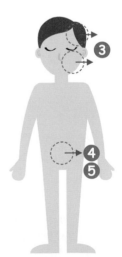

① 富含茄紅素、β-胡蘿蔔素及維生素A等抗氧化劑的西瓜紅肉，能抑制癌細胞，減少癌症的發生。

② 西瓜的脂肪和膽固醇極低，且含有大量水分，為冷涼的陰性水果，能去除身體的燥熱且解渴，夏天食用可預防中暑、清熱解暑。

③ 維生素C可抗發炎，有助於維持頭髮光亮、肌膚健康，而西瓜富含維生素C，常食用可達到前述效果。

④ 西瓜為高鉀食品，利尿作用強，能促進水分代謝，改善排尿、消水腫，對腎炎很有幫助。

⑤ 有一種皂樣成分存在西瓜種子中，可降血壓，尚有緩解急性膀胱炎的功效。

快易煮！營養不流失

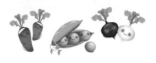

① 西瓜紅肉所含的茄紅素、β-胡蘿蔔素都屬於脂溶性，飯後稍隔一段時間再吃，吸收更好。

② 最好不要在飯前或飯後立刻吃西瓜，兩餐間食用最恰當，這個時間吃人體可吸收最多維生素。

③ 西瓜沾甘草粉，可使鈉與鉀平衡，但不要過量，以免引起血壓升高或水分滯留。

④ 西瓜屬於生冷食品，不宜吃過多；也不宜吃太冰涼，以免刺激腸胃。

⑥ 蜂蜜不宜與西瓜同食，原因在於西瓜富含維生素C，遇上蜂蜜所含的銅等礦物質，會加速維生素C的氧化作用，降低營養成分的利用。

Tips

西瓜利尿作用強，所以晚餐後、睡前則建議少吃，以免夜裡頻尿影響睡眠。

愛注意！煮食小地雷

1 性寒食物吃多了傷脾胃。所以，脾胃虛寒的人吃西瓜一定要控制量。而高齡老人家因為年紀已長，大部分人的脾胃功能都會有所減弱，不宜吃太多西瓜。

2 醫學認為，西瓜因為有清除體熱的作用，所以感冒初期不適合吃西瓜，否則會病情加重、病程延長，無論風寒或風熱感冒都一樣。

3 西瓜中含有不少的糖分，糖尿病患者多食，會增加腎臟負擔，外加血糖升高、尿糖增多等後果，所以糖尿病人吃西瓜要注意適量。

4 口腔潰瘍在中醫中被認為是陰虛內熱、虛火上擾所致。吃西瓜致使潰瘍患處復原所需要的水分被過多排出，導致癒合時間延長。

5 孕期女性體內胰島素相對不足，對血糖的穩定作用下降，如果西瓜吃太多，會造成糖在血液中的濃度過高，對健康不利。

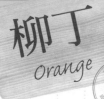

柳丁
Orange

產季 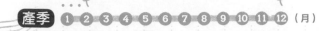 1 2 3 4 5 6 7 8 9 10 11 12 （月）

 1 飯後來一顆柳丁，
可以解油膩。

 2 發燒、喉嚨痛的熱性感冒
患者，吃柳丁有助病情。

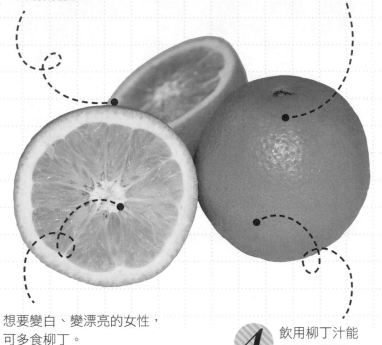

3 想要變白、變漂亮的女性，
可多食柳丁。

4 飲用柳丁汁能
利尿、解酒。

小檔案

 挑出尚青的食材

在購買、挑選柳丁時，
以皮嫩心硬為佳，也就
是柳丁的果皮細緻光
滑、而果身沉重紮實，
此外，最好是散發著濃
郁的香氣，且形狀呈橢
圓蛋形者為佳。

當地生產好食材

柳丁最適合生長的溫度是
24℃左右，在台灣，冬
季是盛產期，是當令美
味又便宜的水果。而
其產區集中在台南、
嘉義、雲林、南投等中
南部地區。

 保存妙招

柳丁買回家時，先不要
清洗，否則會受潮，縮
短保存期限，記得將裝
柳丁的塑膠袋稍微打
開，在通風處儲放可保
存約5～7天，冷藏則可
延長1～2週。

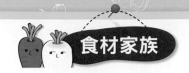

食材家族

Blood

紅肉柳丁

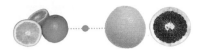

的果肉含豐富防老抗氧化劑花青素，呈血紅色，故名血橙，台灣俗名則稱其為「紅肉柳丁」，於台灣嘉義、雲林地區栽種。

🔍 營養放大鏡（每100克含有的營養成分）

熱量	膳食纖維	三大營養素			維生素			
		蛋白質	脂肪	碳水化合物	A	B_1	B_2	B_6
43.5kcal	2.05g	0.8g	0.12g	11g	—	0.07mg	0.04mg	0.02mg

維生素			礦物質						
B_{12}	C	E	鈉	鉀	鈣	鎂	磷	鐵	鋅
—	41mg	0.13mg	5.3mg	145mg	28.4mg	12.3mg	20.8mg	0.3mg	0.09mg

🥢 愈呷愈健康

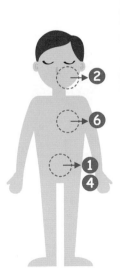

❶ 大量的纖維，可以透過食用柳丁獲得，不僅可以加速排便，**預防便祕**，還能有效預防大腸癌。

❷ 柳丁富含大量的維生素C，攝取後可以幫助人體預防感冒，並且**養顏美容、防止老化**。

❸ 柳丁為含鉀量高的水果，而高鉀食物可以**調節血壓**，減低人體患高血壓的機率。

❹ 富含果膠的柳丁，不僅能吸附食物中的脂肪，加速其通過腸道，進而降低血脂肪，亦能降低大腸癌的風險。

❺ 柳丁富含的類黃酮素及各種植化素，都具有抗氧化的效能，能**增強免疫力、預防癌症**。

❻ 柳丁的類黃酮素是造成果汁中苦味的主要成分，它雖苦，但有**舒張血管、增加微血管通透性及抗血栓**的作用。

快易煮！營養不流失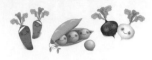

① 柳丁不宜在飯前或空腹時食用，會對胃產生不良影響。

② 一次食用過量的柳丁，恐會產生噁心、嘔吐的症狀。

③ 運動後飲用柳丁汁，其充分的果糖能迅速補充體力，而大量喝進的水分更能解渴、提神。

④ 柳丁汁榨好後立即飲用為佳，以免空氣中的氧會使其維生素C的含量迅速下降。

⑤ 泡澡時，加入少量柳丁熬的橙皮湯能帶來沁人心脾的芬芳，還能抵抗自由基，幫助保持皮膚潤澤滑嫩，在乾燥的秋季使用尤其舒服。

⑥ 冬天的時候吃柳丁，可以把它放到暖氣上烤一會兒，溫熱後就比較好剝皮了。

 Tips

柳丁和香吉士都是甜橙，只是品種不同。香吉士這個名稱來自一個叫作Sunkist的著名的果汁品牌。

愛注意！煮食小地雷

1 吃完肉、蝦等富含蛋白質的食物時要注意，不要太快接著吃柳丁，以免柳丁中的單寧酸和蛋白質結合，會不易消化，而產生噁心、嘔吐的副作用。

2 柳丁的含鉀量高，腎臟功能較差的人應忌食；此外，柳丁的甜度高，糖尿病的患者亦不宜吃太多。

3 中醫的觀點認為，部分的人是不適合吃柳丁的，其中包括有口乾咽燥、舌紅苔少等現象的人。中醫認為，這些症狀是由於肝陰不足所導致，而柳丁吃多了會更容易傷肝氣，發虛熱。

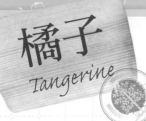

橘子
Tangerine

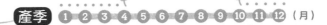

產季 1 2 3 4 5 6 7 8 9 10 11 12 （月）

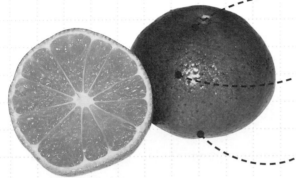

1 不要空腹吃橘子，容易對胃產生刺激。

2 台灣最常見的橘子為「椪柑」、「桶柑」。

3 橘子富含維生素C，可美白護膚。

小檔案

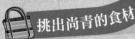

挑出尚青的食材

挑選椪柑時，宜選皮色橙黃鮮豔，手感較重且臍部有凹陷者；而桶柑則要選皮薄、手感重、果蒂較細者為佳。

當地生產好食材

橘子在台灣的產區有台北、新竹、苗栗、台中、雲林、嘉義、台南，栽培面積廣大、種類多。

保存妙招

橘子買回來，平時置於通風處即可。若是買得多時，放在冰箱裡頭冷藏，最長時間約可保存20天左右。

營養放大鏡 （每100克含有的營養成分）

熱量	膳食纖維	三大營養素			維生素			
		蛋白質	脂肪	碳水化合物	A	B₁	B₂	B₆
41.8kcal	1.5g	0.6g	0.13g	10.7g	761IU	0.08mg	0.07mg	0.05mg

維生素			礦物質						
B₁₂	C	E	鈉	鉀	鈣	鎂	磷	鐵	鋅
—	28mg	0.14mg	2.2mg	57mg	21.6mg	7.9mg	13mg	0.3mg	0.45mg

愈呷愈健康

❶ 富含維生素C的橘子，可**抗氧化、抗衰老**，養顏美容。

❷ 含有蘋果酸、檸檬酸等多種有機酸，常吃橘子對於身體的**新陳代謝、心肺功能**都有幫助。

❸ 橘子內側的薄皮含有果膠及膳食纖維，能夠**促進通便**，並且可以**降低膽固醇**。

❹ 橘皮苷可以加強血管的韌性，降血壓，擴張心臟的冠狀動脈，多食橘子可**預防冠心病和動脈硬化**。

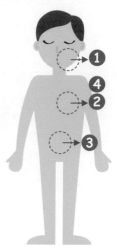

 快易煮！營養不流失

❶ 由於橘子果肉中含有一定量的有機酸，容易對胃黏膜產生刺激，因此非空腹食吃橘子較合適。

❷ 橘子內的白色網狀筋絡稱「橘絡」，吃橘子時，將橘絡一起吃下肚，有助胃中物的排出。

❸ 把橘皮曬乾後，即是「陳皮」，當作中藥的一種，能治療脾胃氣滯。

❹ 橘子性溫，易上火，可以常食用，但每天需控制在一定量內，以不超過2顆為主。

 Tips

服用維生素K、磺胺類藥物、安體舒通和補鉀藥物時，均應忌食橘子。

愛注意！煮食小地雷

1 牛奶忌與橘子同食，牛奶含蛋白質，易與橘子的果酸發生反應，凝固成塊，影響消化吸收，嚴重時還會引起腹痛、腹瀉等症狀。

2 橘子性寒，患有咳嗽或過敏性氣喘者，應避免食用。

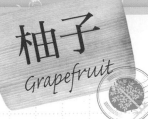

柚子
Grapefruit

產季 1 2 3 4 5 6 7 8 9 10 11 12 （月）

Part 8 一秒變專家！水果類的挑、洗、藏、煮、食

 1 柚子的果膠可加速新陳代謝。

 2 柚子酸可緩解人體疲勞。

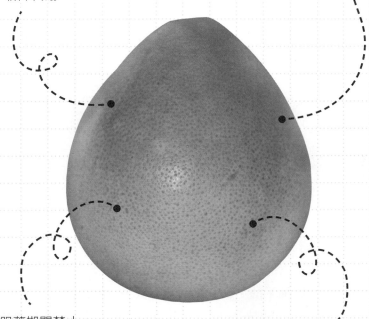

3 服藥期間禁止與柚子共食。

 4 保存柚子避免溫度過低。

小檔案

 挑出尚青的食材

選購柚子時注意，上尖下寬才是好柚子的標准型，而其中選扁圓形、頸短的柚子更好（底部是平面更佳）。此外，還需注意果皮毛孔以細者為新鮮。

當地生產好食材

台灣文旦以台南麻豆、雲林斗六、花蓮鶴岡是三大知名出產地區。由於柚子喜歡溫暖潮濕，因此每年春秋雨季時栽培最為適宜。

 保存妙招

柚子一般在中秋節前採收、作為中秋拜月、餽贈親友的禮品。帶回柚子後，將柚子置放於低溫、乾燥、通風的地方，但溫度不宜過低。

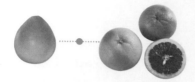

食材家族

Nutritious

葡萄柚

在台灣以嘉義縣與雲林縣生產較多，以雲林古坑地區生產較集中，品質較穩定均勻，此外，台灣亦有進口來自外國的葡萄柚。而葡萄柚含豐富的維生素C與維生素A，有益健康。

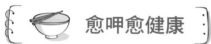

營養放大鏡（每100克含有的營養成分）

熱量	膳食纖維	三大營養素			維生素			
		蛋白質	脂肪	碳水化合物	A	B₁	B₂	B₆
33.5kcal	1.3g	0.7g	0.1g	8.4g	—	0.03mg	0.03mg	0.06mg

維生素			礦物質						
B₁₂	C	E	鈉	鉀	鈣	鎂	磷	鐵	鋅
—	51mg	0.35mg	1mg	132mg	9.2mg	6mg	16mg	0.24mg	0.11mg

愈呷愈健康

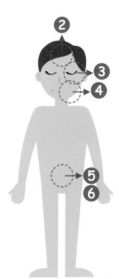

❶ 含豐富的維生素C與柚子酸，柚子可**防治感冒**，也能消除疲勞。

❷ 富含橙皮苷的柚子，此成分的功效類似於維生素P，對於**保護和強化毛細血管，預防腦溢血**有明顯的效果。

❸ 柚子的金黃色外皮含有胡蘿蔔素，是轉化為維生素A的重要來源，可**保護眼睛、皮膚**的健康。

❹ 果膠可促進新陳代謝，養顏美容，多吃柚子便可補充；此外，柚子的鈣可強壯骨骼。

❺ 柚子含豐富的檸檬酸，可以分解葡萄糖，**促進消化**。

❻ 由於富含纖維質，柚子有助於暢通糞便，還可**改善食慾不振與體力的倦怠**。

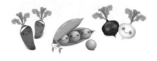

 快易煮！營養不流失

❶ 常食柚子，其果肉性寒味甘酸，有極高藥用價值，可健胃整腸、消痰的功效。

❷ 柚子皮味辛苦甘、性溫，有化痰、止咳、理氣、止痛的功效。

❸ 過量纖維不易消化，吃太多柚子會造成腹部脹氣，可適量食用就好。

❹ 比起其他水果，柚子的升糖指數比較低，可搭配正餐食用，能增加飽足感，然後降低熱量攝取，此外，也可供糖尿病患者適量食用。

❺ 酸甜可口的蜂蜜柚子茶，飯前飲用可以降低食量並且有效地抑制脂肪的生成，平時飲用，也能達到排毒瘦身的目的。

Tips

柚子皮剝下後勿丟棄，還有很多妙用，例如：替冰箱除臭、做成天然蚊香、泡茶，還可以泡澡美容等等。

愛注意！煮食小地雷

1 柚子性冷，脾虛胃寒的人，吃了柚子容易拉肚子，因此，此類的人不宜多吃，而若是經常吃柚子來降火，降過頭也會出現腹瀉症狀。

2 藥師提醒，若在服用特定藥品，如：心臟血管用藥、降血脂藥物、免疫抑制劑、腸胃用藥、第二代抗組織胺、鎮靜劑、治療性功能障礙藥物、抗過敏藥物……等，需禁止服用柚子，因柚子中的成分容易與藥品產生交互作用，導致血中的藥物濃度異常升高，就像服藥過量的症狀，除了傷害肝臟，亦可能導致副作用。

3 懷孕期間的孕婦能吃柚子，但不能過量，一天只能吃1/4個，而若為體質虛寒的孕婦，仍是忌食為佳。

檸檬
Lemon

 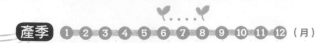

1 檸檬含檸檬酸，
愛美女性多吃可護膚。

2 維生素E能健腦，
可吃檸檬攝取。

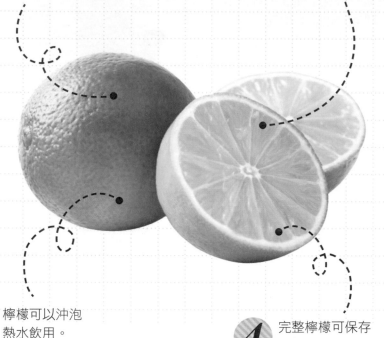

3 檸檬可以沖泡
熱水飲用。

4 完整檸檬可保存
一個月。

小檔案

 挑出尚青的食材

檸檬呈黃綠色，台灣以「尤利卡」品種為主，選擇檸檬時，要以外表油亮細緻、有光澤為佳；此外，果皮呈現微黃，亦是好的檸檬。

 當地生產好食材

檸檬生長發育的時候，喜歡高溫、日照充足、排水良好的砂質土壤，而在台灣以屏東縣九如鄉為最大的檸檬產地，於每年夏季盛產。

 保存妙招

若是完整的檸檬，在常溫下放置，可以保存約一個月左右。而當檸檬切開過後，則必須用保鮮膜包好，再放入冰箱內冷藏。

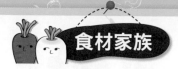

Sour

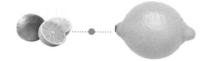

萊姆 在國內被俗稱為「無籽檸檬」，因台灣氣候，其成熟果實也是綠色（冷藏後會變黃），過去所見的進口萊姆為黃色，應是運送時的溫度與時間，使其轉黃，以致國人印象以為萊姆是黃色的。

🔍 營養放大鏡（每100克含有的營養成分）

熱量	膳食纖維	三大營養素			維生素			
		蛋白質	脂肪	碳水化合物	A	B_1	B_2	B_6
33.3kcal	1.23g	0.7g	0.5g	7.35g	—	0.07mg	0.01mg	0.03mg

維生素			礦物質						
B_{12}	C	E	鈉	鉀	鈣	鎂	磷	鐵	鋅
—	34mg	0.6mg	3.8mg	150mg	26mg	10mg	22mg	0.16mg	0.13mg

🍚 愈呷愈健康

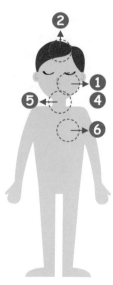

❶ 維生素C大量存在檸檬裡面，食用後能促進人體新陳代謝，亦可幫助美白及瘦身。

❷ 檸檬含維生素E，有助於強化記憶力，提高人腦的思考反應靈活度。

❸ 檸檬中的檸檬酸，可以提高人體對鈣的吸收率，進而預防骨質疏鬆。

❹ 含豐富維生素B_1、B_2、果酸的檸檬，有防癌、降膽固醇、調節免疫力、延緩老化、維持皮膚彈性等多重功效。

❺ 檸檬有殺菌力，感覺到喉嚨癢、疑似快要感冒時，擠一些檸檬汁，加熱水服用，能舒緩喉嚨不舒服及咳嗽的症狀。

❻ 服用含類黃酮及多酚類成分的檸檬外皮，可抗氧化、降低三酸甘油脂，還可抑制不良飲食所引發的癌變，在保護骨骼、預防心血管疾病及類風濕關節炎也有效用。

快易煮！營養不流失

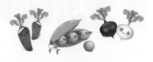

① 檸檬如直接食用，口感太酸了，因此多用於料理、調味及美容，富含維生素C，欲美白者可多多進食。

② 檸檬水自製方法：每顆檸檬可以沖泡1500～2000c.c.的水稀釋飲用，平時飲用可預防感冒。

③ 烤魚時，擠些檸檬汁在上面，可以消除令人排斥的魚腥味。

④ 製作蛋糕時，在蛋白中加入少許檸檬汁，不僅可讓蛋白看起來特別潔白，還能使蛋糕較易切開。

Tips

檸檬含維生素C，具有美白效果，但不建議檸檬切片直接敷臉，應將檸檬去皮後打成汁，以化妝棉沾取後濕敷最正確。

愛注意！煮食小地雷

1 檸檬水在飲品中相對較刺激，因此有腸胃潰瘍、胃酸分泌過多、嚴重蛀牙及糖尿病患，皆宜少喝。

2 牛奶以及海蝦、蟹、海參、海蜇等海鮮產品都含有鈣，而檸檬中的果酸含量較多，不宜同時食用，否則與鈣結合後，會生成不易消化的物質，導致消化不良、胃腸不適。

3 檸檬不宜與胡蘿蔔同食，因胡蘿蔔中含有一種抗壞血酸酵酶，兩者共同吃下去，會破壞檸檬中的維生素C。

4 有些人減肥時，喜歡在早上空腹喝檸檬水，但最好加入一點蜂蜜中和，以免空腹飲用傷胃。而腸胃不好的人，尤其不要早起空腹喝檸檬水。

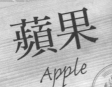

蘋果
Apple

產季 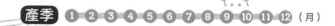 1 2 3 4 5 6 7 8 9 10 11 12（月）

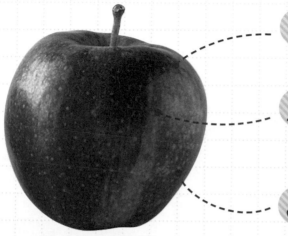

1 好的蘋果香氣濃、重量重。

2 保存蘋果時不可與其他蔬菜放在一塊，以免釋放的乙烯催熟蔬菜。

3 蘋果含類黃酮素，能防止心血管疾病。

小檔案

 挑出尚青的食材

好的蘋果，形狀均勻而圓、有香氣、有重量，此外，表皮需有些粗糙，摸起來有小點點，用指尖輕彈有回聲。

當地生產好食材

台灣栽種的品種均引自日本，主要栽種地區為台中縣梨山、南投縣仁愛鄉及桃園縣復興鄉等。

 保存妙招

蘋果宜保存在室溫下陰涼的地方。若需冷藏，建議包裹報紙、保鮮膜或塑膠袋。蘋果最好分開存放以防變質。

🔍 營養放大鏡（每100克含有的營養成分）

熱量	膳食纖維	三大營養素			維生素			
		蛋白質	脂肪	碳水化合物	A	B_1	B_2	B_6
51.6kcal	1.35g	0.22g	0.09g	14g	16IU	0.02mg	0.01mg	0.04mg

維生素			礦物質						
B_{12}	C	E	鈉	鉀	鈣	鎂	磷	鐵	鋅
—	2.9mg	0.1mg	1.56mg	118mg	3.7mg	3.4mg	10mg	0.13mg	0.38mg

愈呷愈健康

1. 含有豐富植物性凝血素的蘋果，可以刺激淋巴細胞分裂，產生干擾素，進而**增強免疫力，預防癌症**。

2. 蘋果在抗氧化物方面，有維生素C、E、β-胡蘿蔔素、茄紅素，可保護細胞不易癌化，使其免於受到氧化傷害，進而**預防癌症的發生**。

3. 蘋果含膳食纖維，可**減少便祕與大腸癌的機會**，其非水溶性纖維可排除膽固醇，具有保護血液的用途，可**降低心血管疾病的發生**。

4. 蘋果富含鉀，可代謝體內過剩的鈉，有益於**高血壓患者控制病情**。

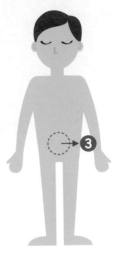

 ## 快易煮！營養不流失

1. 蘋果的許多神奇效用都來自於多酚類化合物，而此種化合物大多藏在蘋果皮裡，所以蘋果最好連皮吃。

2. 別啃蘋果核，裡面含有害物質氫氰酸，若大量沉積在身體，會引起頭暈、頭痛、呼吸速率加快等症狀。

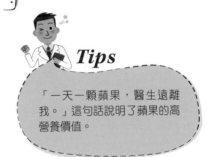

Tips

「一天一顆蘋果，醫生遠離我。」這句話說明了蘋果的高營養價值。

愛注意！煮食小地雷

1. 潰瘍性結腸炎的病人不宜生吃蘋果，由於此類患者的腸壁因潰瘍變薄，而質地較硬的蘋果，含有粗纖維和刺激性的有機酸，恐誘發腸穿孔、腸擴張等併發症。

2. 有許多的臨床案例顯示，前列腺肥大的病人不宜吃太多蘋果，會導致症狀加重。

梨子
Pears

產季 1 2 3 4 5 6 7 8 9 10 11 12 （月）

Part
8
一秒變專家！水果類的挑、洗、藏、煮、食

 1 梨子的鉀有助於
調節血壓。

 2 吃梨子細嚼慢嚥，
吸收率會更佳。

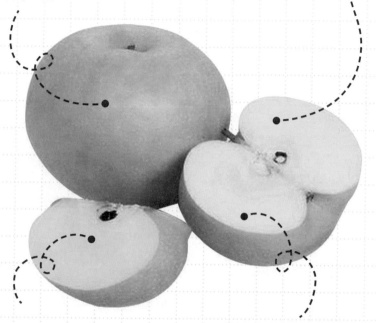

 3 睡前不宜多吃梨。

4 梨子所含的維生素C
可預防感冒。

小檔案

挑出尚青的食材

梨子需飽滿堅實，但不可太硬，以免水分不足。此外，也要避免買到皮皺縮、外皮有斑點的果實。值得注意的是，好的水梨體型圓渾、色澤不黯沉。

當地生產好食材

台灣所產的梨種大約可分成生長於低海拔的橫山梨，及出產於高海拔的溫帶梨兩種，它們的產地以宜蘭、新竹、台中等地為大宗。

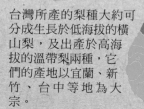

保存妙招

梨子買回來後，首先第一步，要擦乾梨子表面水分，以防過於潮濕，接下來以保鮮膜包覆或放入塑膠袋封好，最後置入冰箱冷藏即可。

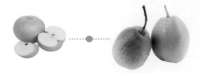

食材家族

Great

西洋梨 呈葫蘆狀，口感雖不像梨子脆，但膳食纖維豐富。另外，西洋梨的熟化是由內向外，挑選時用大拇指輕壓最上方的蒂頭，感覺到微軟就是品嚐的最佳時機。

🔍 營養放大鏡（每100克含有的營養成分）

熱量	膳食纖維	三大營養素			維生素			
		蛋白質	脂肪	碳水化合物	A	B₁	B₂	B₆
56.6kcal	1.9g	0.4g	0.08g	12.4g	—	0.02mg	0.06mg	0.05mg

維生素			礦物質						
B₁₂	C	E	鈉	鉀	鈣	鎂	磷	鐵	鋅
—	3.15mg	0.2mg	4.7mg	131mg	2mg	5.6mg	11.5mg	0.07mg	0.27mg

🥣 愈呷愈健康

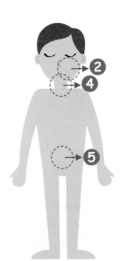

❶ 鉀有助於人體細胞與組織的正常運作，可調節血壓，而梨子是一種富含鉀的水果，多食能預防高血壓。

❷ 梨子所含的維生素C可保護細胞，也能增強白血球活性，對維持皮膚光澤有幫助，並有益於傷口癒合。

❸ 因其含有水溶性纖維——果膠，食用梨子可降低膽固醇。

❹ 梨子性涼所以能清熱鎮靜，常食能使血壓恢復正常，改善頭暈目眩，咽喉上火等症狀。孕婦、寶寶火氣大可以吃梨降火，是個不錯的選擇。

❺ 梨子有較多糖類物質和多種維生素，易被人體吸收，並有增進食慾、保護肝臟的作用。

❻ 常吃梨能防止動脈粥樣硬化，並能抑制致癌物質亞硝胺的形成，從而防癌抗癌。

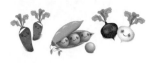

快易煮！營養不流失

① 梨子吃起來清脆多汁，味微甜、酸、澀，別有滋味，有「百果之宗」的美譽。自古不僅作為水果食用，亦供藥用，其富含維生素，可抗衰老。

② 吃梨子最好細嚼慢嚥才能更好的被人體吸收和利用，食用水梨之後，最好不要再大量飲水，以免容易拉肚子。

③ 燉熟的梨子，維生素B、C等水溶性維生素及鈣、磷等礦物質，可能溶於水。但煮熟後的梨子，其纖維

會軟化，能有效縮短在體內消化的時間，進而增加腸道利用率。

④ 水梨的最佳食用量為每天1顆，過量容易對脾胃造成負擔。

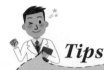

Tips

值得注意的是，梨子有利尿作用，若為夜尿頻頻者，睡前要少吃梨子。

愛注意！煮食小地雷

1 果酸為梨子裡面富含的一種成分，體質為胃酸過多的人，不宜過量食用梨，否則會增加胃中酸性。

2 梨子性偏寒，舉凡風寒咳嗽、腸胃虛弱、容易腹瀉、經期易疼痛、產期的孕婦，都要謹慎食用。

3 糖尿病患者，若要食用梨子，需注意攝取量，避免過多而造成血糖升高，妨礙病情控制。

4 螃蟹和梨都屬於寒性食物，兩種不宜一起食用，否則容易造成腹瀉，損害腸胃。

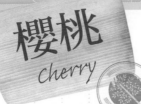
櫻桃
Cherry

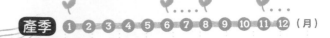
產季 ① ② ③ ④ ⑤ ⑥ ⑦ ⑧ ⑨ ⑩ ⑪ ⑫（月）

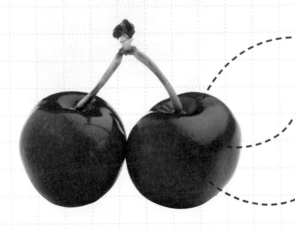

1 櫻桃的花青素有很強的抗氧化作用。

2 吃櫻桃可以補鐵，藉此造血、補血。

3 櫻桃儲藏時需避免壓壞。

小檔案

挑出尚青的食材
櫻桃嬌小玲瓏，容易碰撞受損，被視為嬌貴的水果，而挑選上應從形狀與色澤挑起，無缺陷、色澤深者為佳。

當地生產好食材
台灣吃到的櫻桃多為進口，來自美國、智利、紐西蘭、澳洲、加拿大等地區。

保存妙招
櫻桃吃不完必須放到冰箱鬆散存放，降低壓壞機率，並儘快於1週內食用完畢。

營養放大鏡（每100克含有的營養成分）

		三大營養素			維生素			
熱量	膳食纖維	蛋白質	脂肪	碳水化合物	A	B₁	B₂	B₆
75kcal	1.35g	1.2g	0.26g	19g	20.4IU	0.02mg	0.04mg	0.04mg

維生素			礦物質						
B₁₂	C	E	鈉	鉀	鈣	鎂	磷	鐵	鋅
—	10.7mg	0.13mg	2.2mg	236mg	15mg	13mg	22.6mg	0.25mg	0.18mg

愈呷愈健康

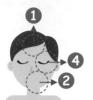

❶ 富含鐵的櫻桃，可促進血紅蛋白的再生，既可防治貧血，又可**增強體質、健腦益智**。

❷ 櫻桃含蛋白質、磷、胡蘿蔔素、維生素C，能使**皮膚紅潤、嫩白**，亦可去皺消斑。

❸ 花青素、花色素、維生素E……等營養素，都是櫻桃中的有效抗氧化劑，對**消除肌肉酸痛**有良好功效，且能消腫、減輕疼痛。

❹ 櫻桃含維生素A，可有效**保護眼睛、維持視力**。

 快易煮！營養不流失

❶ 櫻桃吃起來口感甜中帶微酸、果肉滋味純美，是補血好食材。

❷ 櫻桃是一種營養價值很高的水果。不過，按照中醫的看法，櫻桃屬於溫性食物，吃太多容易上火。一般建議一次吃10個左右比較恰當。

 **Tips**

櫻桃屬漿果類水果，容易損壞，所以清洗的時間不宜過長，更不可浸泡，以免表皮腐化褪色。

愛注意！煮食小地雷

1 櫻桃性溫熱，熱性病及虛熱咳嗽者少食；有潰瘍症狀者、上火者、慎食櫻桃；而糖尿病患者忌食櫻桃。

2 櫻桃不適宜與堅果類食材同食，因櫻桃富含鐵質，堅果則含有維生素E，搭配在一起食用，會妨礙維生素E的吸收，恐產生靜脈曲張、瘀血等問題。

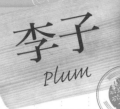

李子
plum

產季 ① 1 2 3 4 5 6 7 8 9 10 11 12（月）

1 古人認為李子有美容養顏的功效。

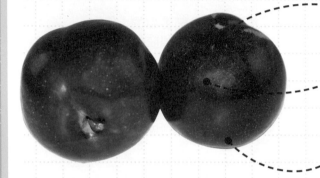

2 李子可以治癒頭皮搔癢、多屑等毛病。

3 李子含有豐富糖分，有緩瀉的作用。

小檔案

挑出尚青的食材

挑選李子時要選擇軟硬適中的，太硬或太軟皆不佳，此外，儘量避免挑到外表起皺紋或已經枯萎者。

當地生產好食材

台灣李子產地主要為中部和東部，最大栽培地區為花蓮、台東，依產地不同，從5月至8月皆陸續生產。

保存妙招

儲存李子時，可將李子放置在室溫中，等待它變軟，再裝入塑膠袋，放入冰箱冷藏，大約可保存3天。

營養放大鏡（每100克含有的營養成分）

熱量	膳食纖維	三大營養素			維生素			
		蛋白質	脂肪	碳水化合物	A	B₁	B₂	B₆
47kcal	1.5g	0.7g	0.3g	11.6g	382IU	0.02mg	0.03mg	0.04mg

維生素			礦物質						
B₁₂	C	E	鈉	鉀	鈣	鎂	磷	鐵	鋅
—	4.3mg	0.4mg	0.77mg	152mg	5.7mg	7.2mg	15mg	0.22mg	0.35mg

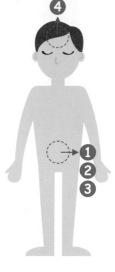

愈呷愈健康

❶ 李子可促使胃酸和消化酶的分泌，有增加腸胃蠕動的功用，吃李子能**促進消化**、**提升食慾**，因而可做為缺乏胃酸、食後飽脹、便祕者的食療良品。

❷ 李子肉含有多種胺基酸，如穀醯胺、絲氨酸、甘氨酸、脯氨酸等，常吃李子對於**治療肝硬化的腹水**大有助益。

❸ 含苦杏仁甙和大量脂肪油的李子核仁，有顯著的降壓利水作用，也可加速腸道蠕動，**軟化乾燥糞便並排出**，同時有**止咳化痰**的功效。

❹ 李子含大量的游離胺基酸、蛋白質、纖維素等，可以**改善頭皮搔癢、脫髮、多屑**等毛病。

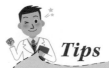 快易煮！營養不流失

❶ 剛吃完李子，不能馬上喝大量的水，否則容易腹瀉。

❷ 李子不宜吃太多，不然攝取過多可能會在體內形成難以消化的物質，進而產生傷害。

Tips

味苦澀的李子，或放入水中後，會漂浮的李子，皆可能有毒，最好禁止食用。

愛注意！煮食小地雷

1 蜂蜜與李子同食有害健康，因為蜂蜜含多種酶類，李子則含有多種生化成分，二者會產生生化反應，共食結果對身體健康有害。

2 李子多食生痰，損壞牙齒，體質虛弱的患者宜少食。

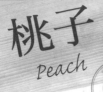

桃子
Peach

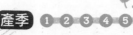

產季 ① ② ③ ④ ⑤ ⑥ ⑦ ⑧ ⑨ ⑩ ⑪ ⑫（月）

 桃子的纖維可以
促進人體排毒。

 桃子鉀含量高，
可利尿。

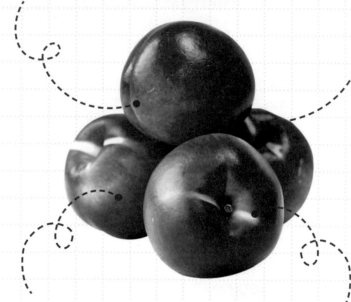

 桃子外皮的茸毛會刺激喉部，
引起咳嗽。

 桃子性溫，火氣大者
應適量食用。

小檔案

挑出尚青的食材

桃子的果肉可分為白色
或黃色，外皮有毛。而
挑選桃子時，以果皮有
絨毛者為佳，且最好是
挑選紅色部分較多者為
口感較好的桃子。

當地生產好食材

台灣本地的桃子，主要產
地為台中縣、南投縣、
桃園縣等地區的中低海
拔山區。尤以夏季為
主要產季。

保存妙招

桃子買回家後，首先得
擦乾表面的水分，防止
過度潮濕，之後裝入塑
膠袋中，再放入冰箱冷
藏，大約可保存7～15
天。

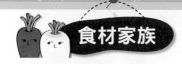

食材家族

Yellow

黃肉桃是桃的品種之一，因肉為黃色而得其名，有補血生津的作用。而大病之後，氣血虧虛，面黃肌瘦，心悸氣短者可多多進食。

Queen

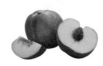

水蜜桃有美膚、清胃、潤肺、化痰等效用。它的蛋白質、鐵、維生素C的含量高，因此素有「果中皇后」的美譽，我國亦多有栽種。

🔍 營養放大鏡（每100克含有的營養成分）

熱量	膳食纖維	三大營養素			維生素			
		蛋白質	脂肪	碳水化合物	A	B₁	B₂	B₆
38kcal	1.3g	0.95g	0.14g	9.5g	183IU	0.01mg	0.02mg	0.03mg

維生素			礦物質						
B₁₂	C	E	鈉	鉀	鈣	鎂	磷	鐵	鋅
—	7.1mg	1.2mg	2.6mg	197mg	5.5mg	9mg	22.5mg	0.13mg	0.4mg

🍚 愈呷愈健康

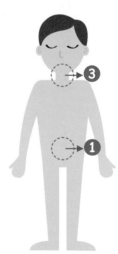

❶ 豐富的果膠、膳食纖維和有機酸，可以**促進腸胃蠕動**和**預防便祕**，常食桃子可獲得前述營養素。

❷ 桃子含鉀量高於鈉，有助於排出體內多餘的鈉，適量食用，可利水消腫。

❸ 桃仁可以**止咳、去痰、平喘**。

❹ 性味平和、含有多種維生素以及鈣、磷等無機鹽的桃子，有**補益氣血、養陰生津**的作用，可作為大病初癒後、氣血虧虛、營養不良、面黃肌瘦、心悸、呼吸不順者的元氣補給品。

❺ 因為鐵含量高於一些水果，桃子也是頗具**補血功效**的一種食物，故缺鐵性貧血患者可當作理想的補益食品。

快易煮！營養不流失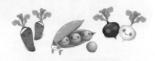

① 桃子在亞洲以白色果肉品種最受歡迎，富含礦物質。

② 吃桃子前要把桃子皮上的茸毛輕輕刷洗乾淨，或直接撕去外皮，只吃果肉，因為茸毛容易刺激喉部，引起咳嗽症狀。

③ 多少帶點酸味的桃子，尤其是脆桃，可以先加鹽抓醃，再加入適量梅子粉和砂糖拌勻，放進乾淨且乾燥的瓶子裡密封冷藏，成為隨時可享用的甜脆醃桃子。

④ 未成熟的桃子不宜食用，否則會引發腹脹的症狀。

⑤ 成熟的桃子，亦不能吃得太多，太多會使人生熱上火。

 Tips

中國古代傳說桃子是一種可以延年益壽的水果，很多神仙會食用，例如在《西遊記》中，吃了桃子可以立刻成仙。

愛注意！煮食小地雷

1 吃桃子的時候，一旦出現過敏，比如嘴角發紅、脫皮、搔癢等症狀，這個時候應立即停止食用。

2 因為桃子含鉀，腎衰竭者不宜大量食用，以免造成腎臟負擔，加重病情。糖尿病患者血糖過高時，也應少吃桃子。

3 桃子雖然好，卻不是吃越多越好，因為桃子性溫，吃多了容易上火，體質偏燥熱者不宜過量食用，此外，雖然桃子的纖維可幫助消化，但若是因體熱而時常便祕者，則應少量攝取。

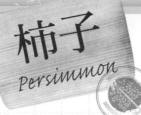

柿子
Persimmon

產季 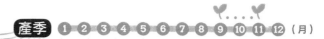 1 2 3 4 5 6 7 8 9 10 11 12（月）

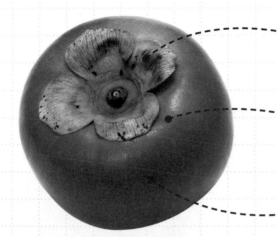

1 柿子的大量纖維，可預防心血管疾病。

2 甲狀腺腫大的患者，多吃柿子有益病情。

3 柿子不宜空腹吃。

小檔案

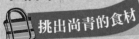 **挑出尚青的食材**

柿子的品種可分為甜柿與澀柿，以根蒂呈綠色，果身橙色均一，摸起來感覺偏硬者為佳。

當地生產好食材

秋天採收柿子，可以風乾後製成柿子乾。而台灣主要產區在苗栗縣、新竹縣、台中縣。

 保存妙招

柿子在樹上會自行脫澀，採收後便可食用。成熟柿子放冷藏可保存3~5天，未熟柿子宜放室溫下催熟。

營養放大鏡（每100克含有的營養成分）

熱量	膳食纖維	三大營養素			維生素			
		蛋白質	脂肪	碳水化合物	A	B₁	B₂	B₆
57kcal	1.2g	0.5g	0.1g	15g	639IU	0.02mg	0.02mg	0.05mg

維生素			礦物質						
B₁₂	C	E	鈉	鉀	鈣	鎂	磷	鐵	鋅
—	45mg	0.12mg	3mg	131mg	7.7mg	5.4mg	12.7mg	0.44mg	0.16mg

愈呷愈健康

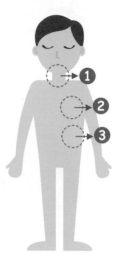

① 柿子含碘量高，**甲狀腺腫大的患者食用前應先詢問醫師指示**；而柿子果皮能改善胰島素阻抗，具有**緩解糖尿病的能力**，但果肉不宜糖尿病患者食用。

② 柿子富含大量纖維、多酚類物質、微量營養素和礦物質，**可預防動脈硬化和心血管疾病**。

③ 柿子含大量的維生素C，常吃可抗氧化，**預防感冒**，還能**增強肝臟功能，有護肝作用**。

 快易煮！營養不流失

① 柿子較澀的口感，是因單寧酸含量較多，而單寧酸會影響胃酸分泌，最好飯後食用。

② 柿子含糖高，且含果膠，加上弱酸性的鞣酸，容易對牙齒造成侵蝕，形成蛀牙，故在吃柿子後，宜喝幾口水，或及時漱口。

Tips

柿子為一種鉀含量較高的水果，須限鉀的腎臟病患，不建議食用之。

愛注意！煮食小地雷

1 柿子含單寧酸，會與鐵結合，影響鐵的吸收，所以有貧血的人不要吃太多，少量即可。

2 含高蛋白的蟹、魚、蝦等海鮮若與柿子共食，在鞣酸的作用下，恐會凝固成塊，形成胃結石。

3 柿子屬性寒涼，不建議孕婦多吃；除此之外，胃腸功能不好的人，吃太多柿子亦不易消化。

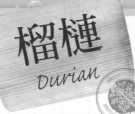

榴槤
Durian

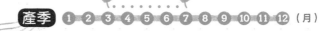
產季 ① ② ③ ④ ⑤ ⑥ ⑦ ⑧ ⑨ ⑩ ⑪ ⑫ （月）

1 榴槤含維生素C，可產生膠原蛋白。

2 榴槤屬熱性，不可與酒同食。

3 台灣的榴槤多為「金枕頭」品種。

小檔案

 挑出尚青的食材

挑選榴槤時應選顏色偏黃、氣味重者，輕搖幾下，有聲音代表是成熟的榴槤，可以直接食用。

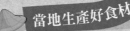 **當地生產好食材**

台灣多為進口榴槤，引進最多的有金枕頭、青尼及干倫。它們的盛產期在3～7月間。

 保存妙招

榴槤買回來若已成熟，將果肉挖出，置於塑膠袋，可冷藏2～3天，冷凍可保存1個月。

營養放大鏡（每100克含有的營養成分）

熱量	膳食纖維	三大營養素			維生素			
		蛋白質	脂肪	碳水化合物	A	B₁	B₂	B₆
136kcal	3.8g	2.6g	1.6g	31.6g	17IU	0.2mg	0.2mg	0.34mg

維生素			礦物質						
B₁₂	C	E	鈉	鉀	鈣	鎂	磷	鐵	鋅
—	52mg	1.6mg	2.6mg	440mg	5mg	147mg	29.7mg	0.22mg	0.47mg

愈呷愈健康

❶ 富含維生素C的榴槤，其維生素是產生膠原蛋白的關鍵，能促進細胞和血管生長，可使**皮膚健康、抗衰老**。

❷ 榴槤含大量脂肪，屬於單元不飽和脂肪，**有益心臟健康**外，也能降低壞膽固醇。

❸ 含豐富纖維素的榴槤，可以增進腸胃蠕動，使排便順暢，進而排除毒素。

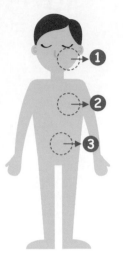

 快易煮！營養不流失

❶ 榴槤是一種熱帶水果，它的體積大而多刺，會在成熟時散發濃郁香味，並含有豐富的優質脂肪。

❷ 榴槤若尚未成熟，可用報紙包起來，置於微熱處，助其成熟。

❸ 榴槤不宜食用過量，一天最多吃兩瓣就好，以免流鼻血，重則甚至危害健康。

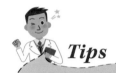

Tips

榴槤所含熱量及糖分較高，因此肥胖人士，或計畫減肥中的人，皆宜少食。

愛注意！煮食小地雷

1 吃了榴槤，痔瘡容易充血發作；有便祕的人，容易發生肛裂；體質燥熱者，吃了榴槤則會有眼屎多、流鼻血，或是口腔潰瘍、口乾舌燥等火氣大的症狀；還有容易長青春痘或皮膚過敏、搔癢的人，對於榴槤這樣的燥熱性食物都不太適合。

2 榴槤是一種鉀離子含量高的食物，若為腎臟或心臟方面疾病的患者，都應該忌食。

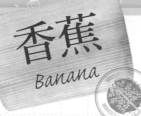

香蕉
Banana

產季 1 2 3 4 5 6 7 8 9 10 11 12 （月）

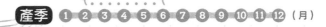

Part 8 一秒變專家！水果類的挑、洗、藏、煮、食

1 香蕉含鎂，可防止焦慮。

2 香蕉含鉀，可預防中風。

3 香蕉含維生素C，有助於養顏。

小檔案

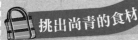

挑出尚青的食材

挑選香蕉時，形體不要太大，圓潤無稜角的，才是好香蕉，其中又以正常黃色，略帶黑斑者為佳。

當地生產好食材

台灣香蕉的產地大多集中在屏東、南投、高雄、台中、台南一帶，品種以北蕉、新北蕉為主。

保存妙招

香蕉只要儲放在室內陰涼處即可，不宜冷藏，否則果皮易起斑點或變黑褐色等情形。

營養放大鏡（每100克含有的營養成分）

熱量	膳食纖維	三大營養素			維生素			
		蛋白質	脂肪	碳水化合物	A	B₁	B₂	B₆
85kcal	1.6g	1.5g	0.07g	22g	3.3IU	0.05mg	0.05mg	0.4mg

維生素			礦物質						
B₁₂	C	E	鈉	鉀	鈣	鎂	磷	鐵	鋅
—	10.7mg	0.3mg	0.18mg	368mg	4.8mg	23.6mg	23.4mg	0.39mg	0.45mg

愈呷愈健康

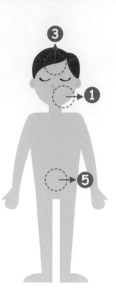

① 含維生素C的香蕉，是重要的抗氧化劑，有助於生成膠原蛋白，護膚美白。

② 香蕉含維生素B_6，可帶來胺基酸，進而有效提升免疫力，抵抗細菌感染。

③ 含鎂的香蕉，有助於振奮情緒，去除焦慮、憂鬱。

④ 香蕉雖含鉀但鈉含量低，常吃有助於降低血壓，使人遠離高血壓與中風。

⑤ 香蕉富含果膠，可以幫助腸道的有益菌生長，進而促進體內環保，而香蕉的纖維也能促進排便。

 快易煮！營養不流失

① 因香蕉含鉀量較高，空腹吃容易讓血液中的含鎂量遽升，所以最好不要空腹食用較好。

② 由於香蕉容易消化，可作為幼兒剛開始接觸固體食物的來源。

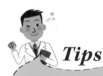

Tips

香蕉皮所含色胺酸較多，可以讓人心情變好，憂鬱症病患可多攝取，以穩定情緒。

愛注意！煮食小地雷

1 骨折、筋骨扭傷者，不宜多吃香蕉，因香蕉中的磷含量稍高，容易造成體內鈣質降低，而不利骨折之復原。

2 香蕉為性寒水果，罹患脾胃虛寒、胃酸過多、腹痛等患者，應控制其食用量。

3 香蕉含鉀量較高，腎功能不好者，不宜多吃。

木瓜
Papaya

產季 1 2 3 4 5 6 7 8 9 10 11 12 （月）

Part **8** 一秒變專家！水果類的挑、洗、藏、煮、食

1 木瓜鹼有抗腫瘤作用。

2 木瓜可以刺激乳腺。

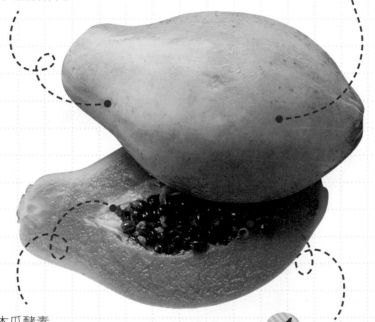

3 木瓜酵素具有解毒作用。

4 孕婦忌食木瓜。

小檔案

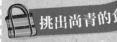 **挑出尚青的食材**

選購木瓜時，先看外表，以表皮光亮、無斑紋或疤痕者為佳，接著再秤秤重量，以果實偏重者較好。

當地生產好食材

國內最大宗的木瓜產地多屬南部地區，像是屏東、高雄、雲林等，多種植在海拔500公尺以下的山坡地，所產的木瓜都有一定水準。

 保存妙招

未熟透的木瓜，須先用報紙包著，放在通風、乾燥處讓它熟透。未熟木瓜放1~2天後，先按壓蒂頭處，軟軟的代表已成熟。

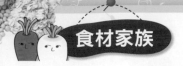
食材家族

Grow

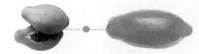

青木瓜

指的是「未成熟的」番木瓜，其中的蛋白酶含量高，可分解蛋白質、醣類、脂肪，有促進新陳代謝、豐胸的功效。

🔍 營養放大鏡（每100克含有的營養成分）

		三大營養素				維生素		
熱量	膳食纖維	蛋白質	脂肪	碳水化合物		A	B₁	B₂	B₆

熱量	膳食纖維	蛋白質	脂肪	碳水化合物	A	B₁	B₂	B₆
38.5kcal	1.3g	0.5g	0.06g	10g	660IU	0.03mg	0.03mg	0.1mg

維生素			礦物質						
B₁₂	C	E	鈉	鉀	鈣	鎂	磷	鐵	鋅
—	60mg	0.29mg	3.6mg	201mg	20.8mg	14.7mg	10.4mg	0.3mg	0.23mg

🥢 愈呷愈健康

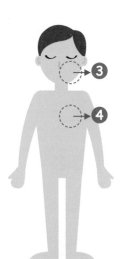

① 常吃木瓜所攝取到的木瓜酵素能消化蛋白質，亦有**解毒作用**，如化解白喉或破傷風的毒，甚至可溶解化膿症的膿液，對燒燙傷、異位性皮膚炎均可發揮療效；此外，還能改善失調的身體機能。

② 木瓜鹼是木瓜的植物性化合物之一，有抗腫瘤功效。

③ 含維生素C的木瓜，可消炎抗菌、光滑肌膚、去除疤痕。

④ 木瓜富含蛋白質，可以幫助乳房發育。另外在產後授乳期間的婦女，多吃木瓜可以刺激乳腺、分泌乳汁。

⑤ 希望保健眼睛的人，最好常吃木瓜，因木瓜含有豐富的維生素A，對於預防白內障、黃斑部病變，有不錯的效果；此外，也可以防止視力衰退。

⑥ 肉色紅的木瓜，含有大量 β-胡蘿蔔素、番茄紅素，為天然的抗氧化劑，能有效對抗破壞身體細胞、使人體加速衰老的自由基，因此也有**防癌功效**。

快易煮！營養不流失

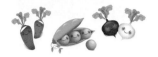

① 木瓜味香甜美，多汁可口，營養豐富，是對人體十分有益的水果，有「百益之果」、「水果之皇」、「萬壽瓜」之雅稱，富含維生素C，多吃可保養皮膚。

② 木瓜含有多種醣類、維生素、木瓜鹼、木瓜酵素，在飯後食用，能幫助蛋白質與脂肪吸收消化。

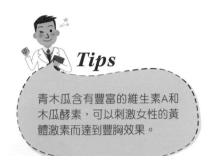

Tips

青木瓜含有豐富的維生素A和木瓜酵素，可以刺激女性的黃體激素而達到豐胸效果。

愛注意！煮食小地雷

1 木瓜性微寒，脾胃虛寒的人，吃太多木瓜，會有腹瀉現象。此外，體質較弱者，要避免食用冰過的木瓜，或是冰木瓜牛乳，以免造成胃部不適而拉肚子。

2 含有女性荷爾蒙的木瓜，吃多容易干擾孕婦體內的荷爾蒙變化，加上青木瓜對胎兒尤為不利，所以孕婦應盡量少吃。

3 韭菜富含纖維，能預防便祕、幫助排毒、減少腹部脂肪堆積，但韭菜與木瓜不適合一起食用，因為韭菜、木瓜皆性溫熱，共食非常容易上火。

4 不少人吃了油炸食物後，想吃水果解油膩，但木瓜這項水果，不宜和油炸食物一起吃，吃了會出現腹痛、拉肚子的情形。

5 蝦含有一種對人體無害的物質砷，但與木瓜的維生素C相遇會轉化為有毒，導致頭暈，因此木瓜與蝦禁止共食。

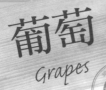
葡萄
Grapes

 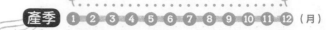

 1 葡萄的果皮含抗氧化營養素。

 2 台灣葡萄多為「巨峰葡萄」。

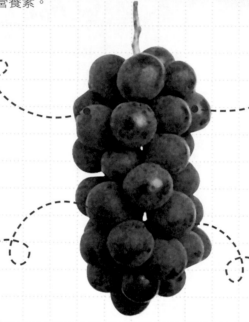

3 葡萄含鐵，是補血物質。

4 葡萄要吃時再清洗即可。

小檔案

 ### 挑出尚青的食材

挑選葡萄時，可仔細觀察外觀，好的葡萄果穗形狀完整，果粒大小均勻且飽滿，果實顏色均勻一致，果梗與果實接處完全。

 ### 當地生產好食材

彰化縣是台灣巨峰葡萄最大產地，總產量占全台的44%，其次有苗栗縣、南投縣、台中縣，亦是葡萄的重要產區。

 ### 保存妙招

葡萄買回家後，必須先將其以報紙包裹，接著再用塑膠袋套上，最後放入冰箱內冷藏，要吃時再清洗，約可保存2～8週的時間。

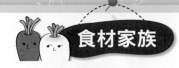

食材家族

Sweet

蜜紅葡萄 的色澤豔紅、
味道香醇、甜度高，具有獨特的蜂蜜芳香。5～6月、11～12月為產期。

Green

義大利葡萄
在台灣較少見，又稱黃金葡萄或白葡萄，其皮是嫩綠的色澤，可連皮帶籽吃。

🔍 營養放大鏡（每100克含有的營養成分）

熱量	膳食纖維	三大營養素			維生素			
		蛋白質	脂肪	碳水化合物	A	B$_1$	B$_2$	B$_6$
69kcal	0.5g	0.44g	0.4g	18g	32IU	0.03mg	0.01mg	0.05mg

維生素			礦物質						
B$_{12}$	C	E	鈉	鉀	鈣	鎂	磷	鐵	鋅
—	2.6mg	0.4mg	7.9mg	166mg	5mg	5.82mg	25mg	0.2mg	0.02mg

🥢 愈呷愈健康

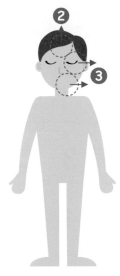

❶ 含多酚類與花青素的葡萄，經常食用，對人體具有**抗氧化與抗癌**的功能。

❷ 葡萄含有特殊胺基酸，其構造和神經傳達物質類似，有助於**提升腦部機能**。

❸ 葡萄含有維生素A、B$_1$、B$_2$、B$_6$、C等，其中維生素B群是用以代謝、活化肌肉的物質，適當補充可**提升體力**；而維生素A與C，則能**保護眼睛、維護皮膚健康，養顏美容與抗衰老**的功效。

❹ 因為葡萄含豐富的鐵，是**補血水果**，除了女性生理期可多吃，貧血者也可多加攝取。

快易煮！營養不流失

① 台灣所栽培的葡萄多屬於「巨峰葡萄」，之所以命名為巨峰葡萄，最主要是因為其果粒大、堅實，其全串果實顏色呈淺紫色至黑紫色，形狀呈長橢圓形；常食用巨峰葡萄，可幫助女性補充鐵質。

② 新鮮的葡萄固然營養好吃，然而濃縮的葡萄乾，其糖分較高，營養相對被減縮，對於有血糖問題的患者，需要注意攝取量，以免造成血糖控制不當。

③ 葡萄含糖量高，因此吃葡萄不宜過量，會造成人體負擔。

④ 「吃葡萄，不吐葡萄皮」是因為葡萄含有抗氧化營養素，以果皮含量較高，因此建議吃葡萄時，要盡量不去皮。

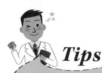 *Tips*

懷孕婦人可以食用葡萄，除了對胎兒的營養有益外，還能使孕婦面色紅潤、血脈暢通。

愛注意！煮食小地雷

1 吃葡萄後不宜立刻喝水，因葡萄本身有通便潤腸的作用，吃完葡萄大量喝水，容易產生腹瀉。

2 喝牛奶不宜同時吃葡萄，因葡萄含維生素C，牛奶裡的成分與其反應後，對胃有傷害，易造成拉肚子，甚至嘔吐。

3 吃海鮮後別吃葡萄，葡萄中的鞣酸，遇到海鮮中的蛋白質，會凝固沉澱，防礙腸胃消化。

4 糖尿病患食用葡萄應少量，因為葡萄是含糖量高的水果；而因為孕婦在懷孕期也要提防糖尿病，所以孕婦雖可食用葡萄，補充營養，但也應適量。

奇異果
Kiwi

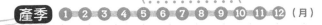
產季 1 2 3 4 5 6 7 8 9 10 11 12 （月）

Part 8
一秒變專家！水果類的挑、洗、藏、煮、食

1 黃金奇異果偏甜，沒有酸味。

2 奇異果可保護肌膚、養顏美容。

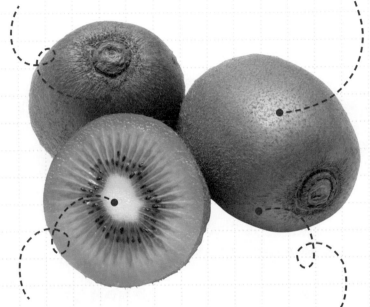

3 奇異果淋蜂蜜為不錯的吃法。

4 具過敏體質者，食用奇異果前應先測驗人體反應。

小檔案

挑出尚青的食材

奇異果大小和一顆雞蛋差不多，一般是橢圓形的，挑選時，好的奇異果表面絨毛整齊，外皮散發自然光澤、無斑點、果實用手掌握拿時稍具彈性。

當地生產好食材

台灣出產的奇異果多來自新竹、南投，5～10月為產季，其他月份（11月～隔年4月）則主要來自於歐洲的法國、義大利，以及中國大陸等國家。

保存妙招

奇異果的保存，需放在冰箱內冷藏，以保持奇異果的新鮮度，一般在家庭冰箱冷藏的溫度下，約可儲藏20天左右。

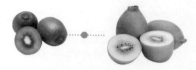

Gold

黃金奇異果

外皮少了毛茸茸的短毛，果肉為金黃色，滋味相較綠色奇異果更甜，少有酸味，有獨特的熱帶水果風味，相當受歡迎。

🔍 營養放大鏡（每100克含有的營養成分）

		三大營養素				維生素		
熱量	膳食纖維	蛋白質	脂肪	碳水化合物		A	B$_1$	B$_2$	B$_6$
55kcal	2.4g	1.09g	0.22g	13.8g		120IU	0.005mg	0.02mg	0.2mg

維生素			礦物質						
B$_{12}$	C	E	鈉	鉀	鈣	鎂	磷	鐵	鋅
—	76mg	1.85mg	4.1mg	301mg	25mg	12mg	34mg	0.24mg	0.2mg

🥢 愈呷愈健康

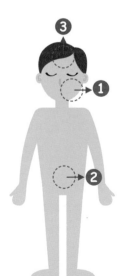

❶ 奇異果富含維生素C，可**養顏美容、抗老、增強免疫力、降低膽固醇**。

❷ 膳食纖維能**促進腸道蠕動，改善便祕**，奇異果因含量豐富，便祕者可多多進食。

❸ 奇異果富含鉀，可**保持體液平衡，並能調節血壓**，有益高血壓患者。

❹ 分解蛋白質酵素，為奇異果特別的成分，可促進蛋白質的消化，**預防肉食或營養過剩引起的疾病**，如膽固醇過高、肥胖、糖尿病、高脂血症……等。

❺ 奇異果可謂良好的鈣質攝取來源之一，而此營養素具有**幫助神經傳導、安慰和鎮定**的功效，是提升睡眠品質的重要元素，適度補充，可**減輕失眠**情形。

快易煮！營養不流失

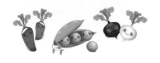

❶ 奇異果深褐色帶毛的外皮可不食用，其內則是亮綠色或黃色的果肉和一排黑色的種子，富含鈣質，青少年多吃可強健骨骼發育。

❷ 奇異果的維生素C含量高，每日最佳食用量為一顆，餐前吃主要是攝取其營養素，餐後則能促進消化、幫助排泄。

❸ 加速奇異果成熟的方法，是與蘋果一起放進塑膠袋，存放於室溫下。

❹ 奇異果為陰性食物，淋些中性的蜂蜜來吃，可緩和屬性。

❺ 根據研究指出，每天睡前一小時吃顆奇異果，可改善睡眠品質。

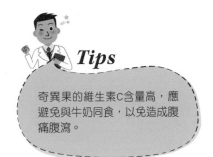

Tips

奇異果的維生素C含量高，應避免與牛奶同食，以免造成腹痛腹瀉。

愛注意！煮食小地雷

1 性寒的奇異果，其寡糖、果膠、膳食纖維含量豐富，脾胃虛寒者應慎食，經常性腹瀉及頻尿者不宜食用，月經過多和流產之後的病人也都應忌食。

2 奇異果含蛋白質抗原，可能導致過敏，會引起嘴脣口腔發麻、刺痛感等，甚至腹瀉、皮膚紅疹等症狀。建議5歲以下的孩童、有過敏體質者，應盡可能避免食用奇異果；或從少量吃起，並觀察1至2小時無任何反應後再放心食用。

3 奇異果的鉀離子含量高，腎功能衰竭、尿毒或洗腎者均不宜食用，食用後會造成身體負擔。

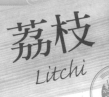

荔枝
Litchi

產季 ① ② ③ ④ ⑤ ⑥ ⑦ ⑧ ⑨ ⑩ ⑪ ⑫（月）

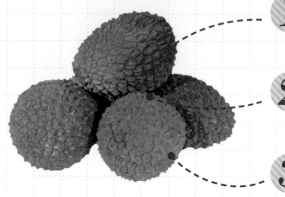

1 對荔枝過敏者，忌食荔枝。

2 保存荔枝要浸泡鹽水再冷藏。

3 火旺者慎食荔枝。

小檔案

 挑出尚青的食材

挑選新鮮的荔枝，以色澤鮮豔、個頭勻稱、皮薄肉厚、質嫩多汁者為佳。若在手裡輕捏，富有彈性者為好。

 當地生產好食材

荔枝適合栽培於亞熱帶氣候環境，需充沛的降雨，因此高雄市大樹區是台灣最大的荔枝產地。

保存妙招

將荔枝買回來後，逐顆剪下（留下蒂頭），浸入鹽水後撈起，用報紙包覆，放進塑膠袋中冷藏，可保存1週。

🔍 營養放大鏡（每100克含有的營養成分）

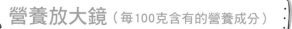

		三大營養素			維生素			
熱量	膳食纖維	蛋白質	脂肪	碳水化合物	A	B_1	B_2	B_6
65kcal	0.8g	1.04g	0.24g	16.5g	0.4IU	0.03mg	0.06mg	0.09mg

維生素			礦物質						
B_{12}	C	E	鈉	鉀	鈣	鎂	磷	鐵	鋅
—	52mg	0.17mg	1.24mg	185mg	4mg	14mg	25mg	0.14mg	0.34mg

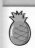

🥢 愈呷愈健康

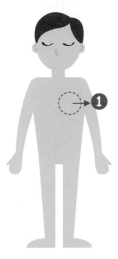

1. 因為荔枝含有豐富的葡萄糖，有助於**血液循環**，適合老年人、產婦及體質虛弱者食用。

2. 荔枝含有豐富的鉀，有助於**預防高血壓**，降低心血管疾病**與中風的危險**。

3. 含有豐富維生素C的荔枝，可避免結締組織（例如軟骨、關節、血管壁……等）發生異常，也能保護上皮細胞、修復受傷組織。此外還可與食物中的維生素E及硒結合，**提升免疫力，防止基因變異致癌**。

4. 荔枝富含有機酸（果酸、甘氨酸、檸檬酸……等），**可使人體致癌物質良性化**。

🍲 快易煮！營養不流失

1. 不要空腹食用荔枝，最好是在飯後半小時再吃，以免刺激腸胃。

2. 食用荔枝之前，先泡30分鐘濃鹽水，或是前一晚泡冷水，都能減少上火的症狀。

3. 在吃荔枝的同時，一起服用綠豆湯或綠茶，可以減緩荔枝的上火作用。

4. 成年人吃荔枝一天不要超過300克，兒童則一次不要超過5顆。

5. 荔枝若散發酒味或果肉已變色，則不能食用。

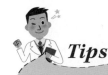

Tips

台灣生產的荔枝，尤其以「玉荷包」滋味甜美，遠近馳名，深受消費者喜愛。

愛注意！煮食小地雷

荔枝為高糖分水果，一次分量注意不要超過10顆，否則會上火，引起口乾舌燥、牙齦腫痛、嘴破、流鼻血，嚴重者還會感到噁心、四肢無力、暈眩等。

龍眼
Longan

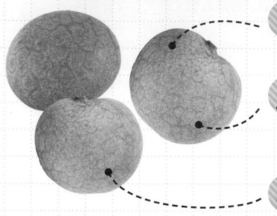

1 龍眼含鐵，能幫助治療貧血，有造血、補血的作用。

2 龍眼可鮮食，亦可製成龍眼乾。

3 龍眼是夏季水果，又稱桂圓。

小檔案

挑出尚青的食材

選購龍眼時，應挑選果型圓、果梗新鮮、果皮光滑完整、易剝殼、無病斑藥斑、且未脫粒者為佳。

當地生產好食材

台灣龍眼的主要產區，分布於台灣中南部，高雄、台南、嘉義、彰化、南投、台中較為集中。

保存妙招

龍眼因在常溫下不耐儲存，多置於冰箱，以冷藏的方式，可延長食用期限。

🔍 營養放大鏡（每100克含有的營養成分）

熱量	膳食纖維	三大營養素			維生素			
		蛋白質	脂肪	碳水化合物	A	B₁	B₂	B₆
72.6kcal	1.8g	1.13g	0.53g	18g	—	0.01mg	0.14mg	0.11mg

維生素			礦物質						
B₁₂	C	E	鈉	鉀	鈣	鎂	磷	鐵	鋅
—	95.4mg	0.09mg	2.6mg	282mg	4.5mg	9mg	29mg	0.35mg	0.33mg

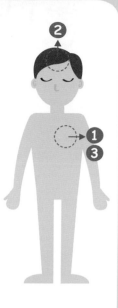

愈呷愈健康

❶ 龍眼為**補血益心**的佳果，因其富含葡萄糖、蔗糖、蛋白質，可補充人體必須營養，促進血紅素再生。

❷ 鐵能治療因貧血造成的心悸、心慌、失眠、健忘，多吃龍眼可補鐵，其對腦細胞有好處，能**增強記憶**，消除疲勞。

❸ 龍眼含菸鹼酸，可增加冠狀動脈血流量，具有**保護心臟、延緩衰老**的效果；此外，對孕婦及胎兒的發育有利，具**安胎作用**。

❹ 針對病後需要調養及體質虛弱的人，適量攝取龍眼有**輔助療效**。

快易煮！營養不流失

❶ 龍眼乾與百合、蓮子、山藥、白木耳、薏仁、大棗等同煮甜湯，對婦女有多重益處，尤其是對因貧血引起的面容憔悴、黑眼圈、皮膚鬆弛、皺紋增多，皆有防治的功效。

❷ 龍眼雖然有養血安神的作用，但不是所有失眠者都適合吃，只有心血不足，即無理由心慌、心跳、易倦者，才可享用。相反地，心火過旺、口乾舌燥者則請勿過量，以免加重症狀。

❸ 過食龍眼可能造成腸胃飽脹、消化不良等症狀。

Tips

糖尿病患、腎臟功能不佳者，勿食龍眼，否則將加重病情。

愛注意！煮食小地雷

龍眼性溫，痛風患者不可吃過量，否則可能會引發關節腫痛，另外對於哮喘患者，則會引發肺熱咳嗽。所以體質燥熱、有痰火、患皮膚病的人，請切記不宜多吃龍眼，以免上火。

Part **8** 一秒變專家！水果類的挑、洗、藏、煮、食

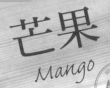
芒果
Mango

 1 芒果含維生素A，
可照顧眼睛。

 2 愛文芒果甜；
土芒果富含纖維。

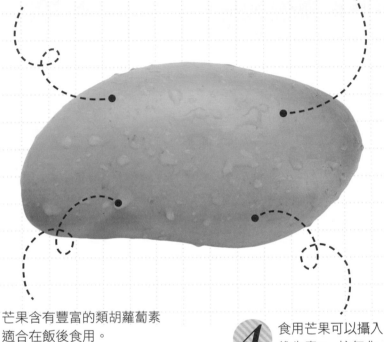

3 芒果含有豐富的類胡蘿蔔素
適合在飯後食用。

4 食用芒果可以攝入
維生素C，抗氧化。

小檔案

 挑出尚青的食材

芒果是夏季的熱帶水
果，挑選芒果有撇步，
好的芒果需富有陣陣香
氣、果皮摸起來需細緻
光滑、而形狀需飽滿如
蛋型。

 當地生產好食材

芒果性喜高溫，在年均溫
24～27℃的地區最適合
生長，因此以南部種植
較多，目前主要產地
在台南、屏東、高雄
等地區。

  保存妙招

芒果買回家後，常溫下
放置一段時間，待其蒂
頭滲出膠質，代表已經
熟成，便可立即食用，
或將其放進冰箱冷藏，
待食用再取出。

食材家族

Sweet

愛文芒果 _{紅通通}的外表是其最大特色，香氣夠、甜度高、偶爾帶點微酸，不管是切開直接吃，還是做成芒果冰，都是夏天常見的食品。產期為6～7月。

Aroma

土芒果 最大的特色就是有非常多的纖維，有助消化，雖然體型較小一顆，只要熟度夠，香氣仍足以瀰漫整間屋子。產期為5～6月。

🔍 營養放大鏡（每100克含有的營養成分）

熱量	膳食纖維	三大營養素			維生素			
		蛋白質	脂肪	碳水化合物	A	B_1	B_2	B_6
50kcal	1.2g	0.6g	0.2g	13g	1865IU	0.05mg	0.05mg	0.11mg

維生素			礦物質						
B_{12}	C	E	鈉	鉀	鈣	鎂	磷	鐵	鋅
—	22.7mg	1.2mg	4.75mg	119mg	7.8mg	8.8mg	12.3mg	0.3mg	0.18mg

🍚 愈呷愈健康

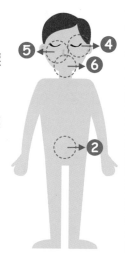

❶ 富含大量鉀的芒果，可以排出人體內多餘的鈉，而高血壓患者，適量食用有益處。

❷ 芒果富含的膳食纖維，能讓人排便順暢。

❸ 由於含有果糖、葡萄糖等吸收快速的單醣類，芒果是恢復體力的最佳食物。

❹ 芒果含有豐富的維生素A，可幫助用眼過度者補充營養；另外，維生素A亦具有防癌、抗癌的作用。

❺ 芒果可以補充體內的維生素C，可抗氧化、養顏美容。

❻ 食用芒果具有清腸胃的功效，對於暈車、暈船都有一定的止吐作用。

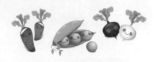

快易煮！營養不流失

① 一般民眾都以為芒果含有毒素，事實上這是過時的錯誤觀念。根據農業專家的解釋，芒果生長過程會生成保護物質，主要分布在果皮內，但在完熟過程中會消退，成熟果肉不含這些物質。

② 芒果皮上有黑點是炭疽菌造成的，熟成後會浮出，此乃正常現象，不需將它丟棄。

③ 芒果不可與大蒜等辛辣物質共食，可能引起發黃病。

④ 芒果是少數富含蛋白質的水果，吃太多容易飽。

Tips

有些人會對芒果過敏，若接觸到芒果的汁液，會出現嘴唇紅腫、耳朵也發紅等症狀。

愛注意！煮食小地雷

1　富含大量鉀的芒果，腎臟病患者最好少吃，否則會加重身體負擔；芒果含糖量較高，故糖尿病患者亦應忌食；此外，芒果帶濕毒，患有皮膚病或腫瘤者，皆應避免進食。

2　芒果其性濕熱，食用若過量反而有害，尤其是有些人對芒果過敏，食用後會引發濕熱紅疹，不宜多食。

3　喝酒的時候不宜同時吃芒果，否則會對腎造成影響；另外，吃海鮮時，也不適合與芒果共食，兩者皆為容易引起過敏的食材，同食恐加重人體過敏反應。

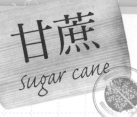

甘蔗
sugar cane

產季 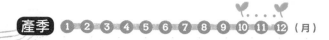 1 2 3 4 5 6 7 8 9 10 11 12 （月）

1 甘蔗分為白甘蔗和紅甘蔗。

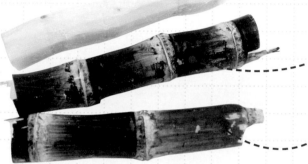

2 甘蔗可作為補充鐵質的水果。

3 冬季是吃甘蔗的最好季節。

小檔案

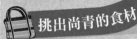 **挑出尚青的食材**

甘蔗分為白色及紅色種。挑選甘蔗時，以粗細均勻、挺直、色澤光亮、色深、節頭少而均勻者為較佳選擇。

 當地生產好食材

甘蔗原產於熱帶及亞熱帶地區，在台灣最主要的幾個產地為：花蓮、南投、雲林、台南、彰化。

保存妙招

甘蔗買回家後，用保鮮膜在外包裹幾層，再放進冰箱冷藏，只要甘蔗中間不變顏色，就可以食用。

🔍 營養放大鏡（每100克含有的營養成分）

熱量	膳食纖維	三大營養素			維生素			
		蛋白質	脂肪	碳水化合物	A	B₁	B₂	B₆
50.7kcal	0.33g	0.56g	0.9g	11.5g	0.01IU	0.02mg	0.01mg	0.007mg

維生素			礦物質						
B₁₂	C	E	鈉	鉀	鈣	鎂	磷	鐵	鋅
—	1.3mg	0.01mg	0.01mg	38mg	464mg	0.01mg	0.01mg	49.2mg	0.01mg

愈呷愈健康

❶ 含有鐵質的食材，可造血、補血，預防貧血，而甘蔗富含鐵，缺血者可多攝取。

❷ 甘蔗含糖量十分充沛，其糖分是由蔗糖、果糖、葡萄糖三種成分構成的，極易被人體吸收利用。

❸ 甘蔗因纖維含量多，反覆咀嚼就如同用牙刷刷牙一樣，可把殘留在口腔及牙縫中的汙垢一掃而淨，提高牙齒的自潔和抵抗蛀牙的作用。

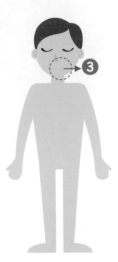

 ## 快易煮！營養不流失

❶ 白甘蔗多用來製糖；紅甘蔗一般用來直接食用可解渴。

❷ 生甘蔗汁與加熱後的甘蔗汁，兩者功效不同，生的比較寒，能降火熱，加熱後反而會有生熱的效果，可依個人需求選擇。

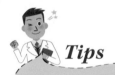

Tips

中醫認為，甘蔗入肺、胃二經，具有清熱、止渴、潤燥、補肺益胃的特殊效果。

愛注意！煮食小地雷

1 不能食用變質的甘蔗、或是被真菌感染的甘蔗。否則，吃完後恐引起嘔吐、抽搐、昏迷等中毒症狀。

2 脂肪肝過高、腦血管意外、糖尿病、低血鈣性週期性麻痺等症者不宜食用含糖量高的甘蔗。

3 甘蔗性屬甘緩，但對脾胃虛寒、拉肚子的人不宜使用。

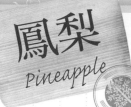

鳳梨
Pineapple

產季 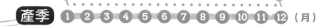 1 2 3 4 5 6 7 8 9 10 11 12 （月）

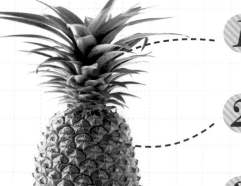

1 過敏體質的人少吃鳳梨為佳。

2 多吃鳳梨能滋潤秀髮的光澤。

3 鳳梨能加速肉類消化。

小檔案

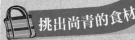 **挑出尚青的食材**

挑選鳳梨時，輕彈鳳梨，帶回音的鳳梨較好吃，且以果形大、果身挺拔、結實飽滿、鱗目大且粒粒分明者為佳。

當地生產好食材

台灣一年四季皆產鳳梨，南台灣為栽種金鑽鳳梨的最佳產地，包括屏東、高雄、台南。

 保存妙招

鳳梨若未去皮，將其放在陰涼、通風處催熟即可，而切開後若未馬上食用完畢，需置入冰箱內冷藏。

🔍 營養放大鏡（每100克含有的營養成分）

熱量	膳食纖維	三大營養素			維生素			
		蛋白質	脂肪	碳水化合物	A	B_1	B_2	B_6
53kcal	1.05g	0.73g	0.15g	13.6g	29IU	0.08mg	0.04mg	0.15mg

維生素			礦物質						
B_{12}	C	E	鈉	鉀	鈣	鎂	磷	鐵	鋅
—	12mg	0.04mg	0.34mg	162mg	10.5mg	12.2mg	10.7mg	0.33mg	0.44mg

愈呷愈健康

① 多食用含維生素B群的鳳梨能**防止皮膚乾裂**、滋潤頭髮的光亮，同時**消除身體緊繃和增強免疫力**。

② 鳳梨含豐富的蛋白分解酵素，能**幫助肉類消化**。此外，便祕的人如果在飯後吃鳳梨，可**協助排泄腸道穢物**。

③ β-胡蘿蔔素對**保護眼睛與預防肺癌、口腔癌**很有益處，想要取得就多吃鳳梨。

④ 鳳梨富含維生素C、類黃酮素，能夠幫助建立免疫系統、消滅自由基、預防流感病毒，還能**保護牙齦與心臟、維護心血管健康**。

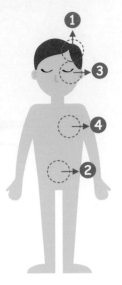

快易煮！營養不流失

① 鳳梨除了可作為水果直接生食之外，還能當作配料與肉烹煮，能使肉質變得軟嫩。

② 食用鳳梨時，不可空腹，最好是飯後，如果在兩餐中間或是餐前食用，容易損傷胃壁。

③ 吃鳳梨時應避免過量，以免刺激口腔黏膜、降低味覺。

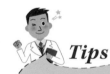 *Tips*

夏天為鳳梨主要產季，產量、產質皆穩定，冬天產出的鳳梨，口味則偏酸。

愛注意！煮食小地雷

1 大量食用鳳梨會讓血鉀濃度增加，對於急、慢性腎炎或是腎功能不佳的人，有很大的風險。

2 鳳梨含鞣酸、蝦含鈣。一同食用會產生鞣酸鈣，容易刺激腸胃，引起嘔吐等現象。

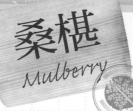

桑椹
Mulberry

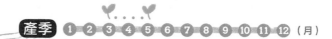 產季 ① 1 2 3 4 5 6 7 8 9 10 11 12 （月）

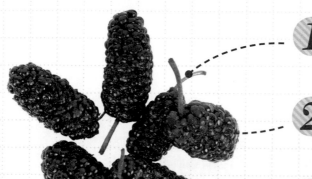

 1 桑椹未成熟不可吃，易中毒。

 2 桑椹是補血佳品。

 3 有心血管疾病者食桑椹，可防血管硬化。

 ## 小檔案

挑出尚青的食材
桑椹挑選肉豐厚實、果實完好、乾燥且顏色呈現深紫紅色近黑色為佳，不能有發霉腐爛。

當地生產好食材
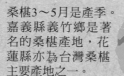
桑椹3～5月是產季。嘉義縣義竹鄉是著名的桑椹產地，花蓮縣亦為台灣桑椹主要產地之一。

保存妙招
桑椹是台灣本土水果，採摘後需置入冰箱冷藏。要一顆顆分開平鋪擺放，不要相互堆疊。

 ## 營養放大鏡（每100克含有的營養成分）

熱量	膳食纖維	三大營養素			維生素			
		蛋白質	脂肪	碳水化合物	A	B₁	B₂	B₆
32kcal	1.3g	1.14g	0.37g	7g	54IU	0.03mg	0.08mg	0.04mg

維生素			礦物質						
B₁₂	C	E	鈉	鉀	鈣	鎂	磷	鐵	鋅
—	9.2mg	1.95mg	0.8mg	180mg	41.4mg	11.5mg	24mg	0.4mg	0.24mg

愈呷愈健康

1. 桑椹含豐富的維生素、葡萄糖，進入胃部能增進胃液分泌，**加速消化**；入腸則能刺激腸黏膜，**促進腸的蠕動**，可當成胃病、便祕、關節疼痛的治療食品。

2. 鐵和維生素C含量皆高的桑椹，是**造血小幫手**，婦女產後或長久勞損者宜食之。而**神經衰弱**及**失眠患者**，氣血往往虛弱，食用桑椹也大有益處。

3. 桑椹能提高細胞免疫力，升高免疫球蛋白的濃度，並增強吞噬細胞的活性，可以**抗癌**。

4. 有心血管疾病的人多吃桑椹，因為其富含脂肪酸，可防止**血管硬化**，鞣酸、蘋果酸等營養物質也有益血管健康。

5. 桑椹含有烏黑色素，有烏黑頭髮的功效。

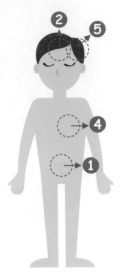

 快易煮！營養不流失

1. 可以直接食用桑椹，也可以用桑椹來熬湯，桑椹還可以製作成酒，皆可吃來補血。

2. 桑椹茶：杯內放入適量桑椹果粒醬，沖入開水，攪拌均勻即成為一杯口感美味的桑果茶。

 Tips

桑椹有分為黑、白兩種，皆需待成熟方可食用，而以紫黑色為補益上品。

愛注意！煮食小地雷

1. 桑椹中含有過敏物質及透明質酸，過量食用後容易對腸子造成傷害，因此小孩腸子較弱，不宜多吃桑椹。

2. 桑椹內含有較多的鞣酸，會降低人體對鐵、鈣、鋅等物質的吸收，且性質偏寒，故脾胃虛寒、拉肚子的人不宜食用。

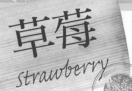

草莓
Strawberry

產季 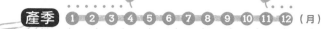 1 2 3 4 5 6 7 8 9 10 11 12 (月)

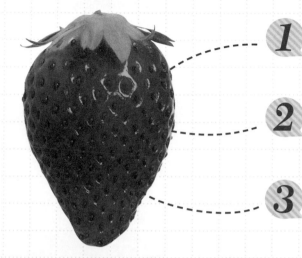

1 草莓以果紅、葉綠者為佳。

2 草莓應食用前再清洗，否則容易腐爛。

3 草莓含有豐富維生素 C，可養顏美容。

小檔案

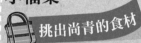

挑出尚青的食材
挑選草莓一般從外觀著手即可，需選擇顏色鮮紅、蒂頭鮮綠、表皮籽分布平均、且無損傷腐爛者尤佳。

當地生產好食材
苗栗縣大湖鄉又稱草莓王國，是台灣產量最多、種植密度最高、草莓種植技術最成熟的地方。

保存妙招
草莓買回家時，若無食用不要清洗，應先挑出受傷草莓（出水、變軟），其餘完好者則蓋上保鮮膜放入冷藏。

🔍 營養放大鏡（每100克含有的營養成分）

熱量	膳食纖維	三大營養素			維生素			
		蛋白質	脂肪	碳水化合物	A	B₁	B₂	B₆
39kcal	1.76g	0.96g	0.24g	9.3g	25IU	0.02mg	0.04mg	0.06mg

維生素			礦物質						
B₁₂	C	E	鈉	鉀	鈣	鎂	磷	鐵	鋅
—	69mg	0.48mg	6.8mg	198.6mg	16.1mg	13.5mg	22.9mg	0.34mg	0.09mg

愈呷愈健康

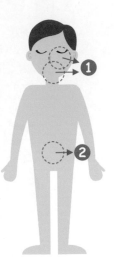

❶ 含有豐富維生素C的草莓，可增進人體抵抗力，預防感冒；還能防治牙齦出血、促進傷口癒合、使皮膚細膩而有彈性。也對動脈硬化、冠心病、心絞痛、高血壓、高血脂等疾病，發揮預防的功效。

❷ 由於草莓含有大量果膠及纖維素，飯後食用，可促進胃腸蠕動、幫助消化、改善便祕，預防痔瘡、腸癌的發生。

❸ 草莓含鐵，對貧血有滋補作用，除了可以預防壞血病外，草莓中還含有一種胺類物質，對白血病、貧血等血液病亦有輔助治療作用。

 ## 快易煮！營養不流失

❶ 專家不建議食用非當季的草莓，因為透過暖棚種植出來的草莓，都含有一定的激素，對人體不健康，特別是孕婦和兒童。

❷ 草莓是容易殘留農藥的水果，清洗時，保留草莓的蒂頭，使用低速的流水沖洗，並浸泡約5分鐘後再吃，會比較恰當。

Tips

新鮮草莓可沾調味食用：常見的包括煉乳、蜂蜜、果糖、巧克力醬……等等，不損其維生素的攝取。

愛注意！煮食小地雷

1 草莓性涼，脾胃虛寒、容易拉肚子、胃酸過多者，需適量食用；肺寒咳嗽、體濕、痰多及尿路結石之患者忌食草莓。

2 胃潰瘍及慢性腎臟病造成血鉀高者，建議少吃草莓。

蓮霧
Wax Apple

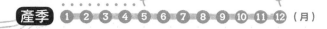

產季 1 2 3 4 5 6 7 8 9 10 11 12 （月）

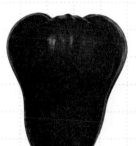
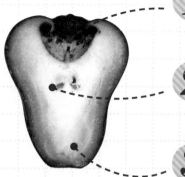

1 蓮霧熱量低，可作為減肥水果。

2 體質偏寒者，宜少吃蓮霧。

3 蓮霧原為熱帶水果，改良後現為冬天出產。

小檔案

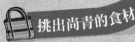

挑出尚青的食材

選購蓮霧時，以果形飽滿端正、新鮮清潔亮麗為原則。此外，果粒應沉重，倒放時可平穩不倒者為佳。

當地生產好食材

蓮霧為深冬收成的冬果，而產地主要分布於屏東、高雄、嘉義、南投、宜蘭等地。

保存妙招

蓮霧買回來後，將其用塑膠袋套好，以報紙包覆，放入冷藏，便可以維持蓮霧爽脆的口感。

營養放大鏡（每100克含有的營養成分）

		三大營養素			維生素			
熱量	膳食纖維	蛋白質	脂肪	碳水化合物	A	B₁	B₂	B₆
36.5kcal	0.9g	0.45g	0.09g	9.5g	6IU	0.03mg	0.02mg	0.005mg

維生素			礦物質						
B₁₂	C	E	鈉	鉀	鈣	鎂	磷	鐵	鋅
—	11mg	0.15mg	1.4mg	101mg	3.6mg	5.9mg	8.6mg	0.13mg	0.1mg

愈呷愈健康

❶ 含有相當多粗纖維的蓮霧，可以**幫助消化**，去油解膩，還可促進腸道蠕動，**預防便祕問題**。

❷ 蓮霧中含有大量的鉀，有助於**維持細胞健康**、平衡人體內的電解質。

❸ 蓮霧的水分含量高、熱量卻超低，再加上體積大的特色，會在肚子裡創造出飽足感；另外蓮霧還有與生俱來的利尿功能，對於**水腫性的肥胖**特別有效。

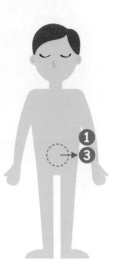

 快易煮！營養不流失

❶ 食用前，將蓮霧抹上微量食鹽後再吃下肚，可防止消化不良，並更能生津止渴。

❷ 乾咳無痰、或痰不易咳出的人，可將蓮霧煮冰糖一同食用。

❸ 蓮霧的食用量，每次以1～2顆為宜，它含有大量粗纖維及豐沛的水分，在飯前空腹食用，可以產生飽足感，使進餐時吃少一點，同時也

有助於胃部減少對於膽固醇與動物性脂肪的吸收。

 Tips

「黑珍珠」、「黑鑽石」、「黑金剛」都是果農們根據蓮霧本身的色澤、形狀、體積為之命名的別稱。

愛注意！煮食小地雷

1 寒性體質的肥胖者，經常拉肚子、肌肉鬆垮、易喘、全身痠痛，不宜吃過量蓮霧，以免讓體質越來越寒。

2 蓮霧偏涼，體質偏寒性者，以少量食用為原則，尤其是經期容易疼痛的女性。

芭樂
Guava

產季 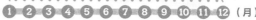 1 2 3 4 5 6 7 8 9 10 11 12 （月）

 1 芭樂價格便宜，是常見的水果。

 2 芭樂有分為偏硬脆，與軟嫩。

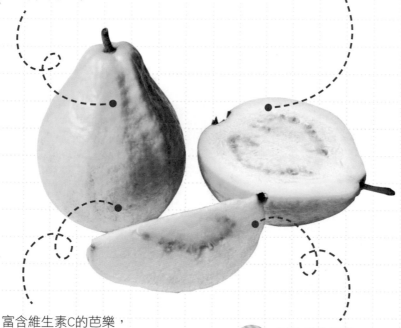

 2 富含維生素C的芭樂，多食可預防感冒。

 3 以秋季生產的芭樂糖度高。

小檔案

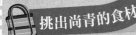 **挑出尚青的食材**

挑選芭樂的時候，其外型需完整無傷痕、果的顏色需為翠綠色，輕敲聲音需清脆，此外，以拿起來有份量、果尾微開者為好芭樂。

當地生產好食材

芭樂因為可以用人工剪枝調整產期，整年都可以生產，以秋季糖度高、脆度佳、完全沒有澀味，風味最好。台灣的主要產地以高雄、彰化為主。

 保存妙招

剛買回家的芭樂，若是外層有一層果套，先不要拆除，亦無需清洗，應將其連同果套一起置入冰箱，冷藏保鮮。

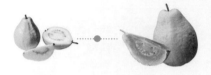
食材家族

紅心芭樂 的產季在7～9月，其特別之處在於果肉為紅色，其自於豐富的類胡蘿蔔素與茄紅素所致，口感有如珍珠芭樂的脆口，又帶有土芭樂的香氣。

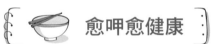
🔍 營養放大鏡（每100克含有的營養成分）

熱量	膳食纖維	三大營養素			維生素			
		蛋白質	脂肪	碳水化合物	A	B₁	B₂	B₆
37kcal	3.4g	0.66g	0.07g	9.6g	64.6IU	0.03mg	0.02mg	0.08mg

維生素			礦物質						
B₁₂	C	E	鈉	鉀	鈣	鎂	磷	鐵	鋅
—	126mg	0.2mg	1.96mg	139mg	6.8mg	5.4mg	12.7mg	0.13mg	0.79mg

🥣 愈呷愈健康

❶ 芭樂含β-胡蘿蔔素、槲皮素、多酚等成分，皆有**抗氧化、防癌**的功效。

❷ 含豐富的纖維素的芭樂，能幫助腸胃蠕動調節，**代謝有害身體的穢物與毒素**。

❸ 芭樂含鉀、鎂、鐵，可作為**提供血球、神經組織和血鉀調整**的食品。

❹ 維生素C是維護牙齦健康的重要營養素之一，嚴重缺乏的人，牙齦會變得脆弱，容易造成牙齦腫脹、流血、牙齒鬆脫等症狀。如果想**讓牙齦保持健康**，啃一顆富含維生素C的芭樂是一個好方法。

❺ 芭樂籽中鐵的含量，為眾多熱帶果實中很多的一種，可造**血、補血**。

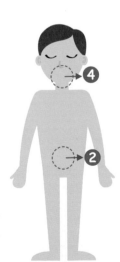

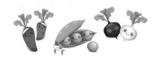

 ## 快易煮！營養不流失

① 芭樂的維生素C含量豐富，建議切開後要立即食用，以免與空氣接觸後造成成分流失。

② 避免吃存放過久的芭樂，老化的纖維會傷胃，更容易造成便祕。

③ 熱量低的芭樂，很多人節食的時候，會拿它來增加飽足感。

④ 芭樂籽的那一部分，稠狀物對胃好，但籽難消化，吃的時候要把籽咬碎再吞下。

⑤ 高維生素C、高纖維、高抗氧化，芭樂是個全方位的水果。

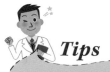

Tips

芭樂熱量低、營養充足，也常被放進減肥菜單中，唯獨其籽甜度較高，可斟酌不吃。

愛注意！煮食小地雷

1 芭樂含鉀量較高，如果食用過量容易造成血鉀濃度上升，會有肌肉無力跟心律不整的症狀；而腎臟病患者不易排出體內的鉀，亦不宜過食芭樂。

2 芭樂富含纖維，一般人食用可以幫助消化，但是有長期便祕體質，或是內有火氣的人，不宜多吃芭樂，否則難以消化，反而加重便祕情形。

3 芭樂籽可以吃，但是糖尿病患者最好不要吃，因為芭樂籽的周圍通常糖分比較高，會使血糖升高；此外，平時消化系統有潰瘍的人，像是胃潰瘍、十二指腸潰瘍，反而會刺激腸胃道傷口，有此類病症者亦避免食用籽的部分。

楊桃
Carambola

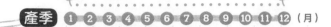
產季 ① ② ③ ④ ⑤ ⑥ ⑦ ⑧ ⑨ ⑩ ⑪ ⑫ （月）

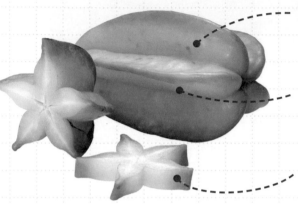

1 楊桃可修復口腔內傷口。

2 楊桃性涼，具利尿作用。

3 秋、冬季為楊桃品質最佳季節。

小檔案

挑出尚青的食材

選購楊桃時，主要看其外觀，以清潔、果斂肥厚、果色較偏金黃、稜邊青綠、且富光澤、有透明感覺者為佳。

當地生產好食材

台灣全年均可生產，產區多在中、南部平地，面積以台南縣最多，苗栗縣次之，第三為彰化縣。

保存妙招

一個八分熟的楊桃用保鮮膜包裹放入冰箱2週取食時已成熟到九分，軟硬適度，此時再清洗食用即可。

營養放大鏡（每100克含有的營養成分）

熱量	膳食纖維	三大營養素			維生素			
		蛋白質	脂肪	碳水化合物	A	B₁	B₂	B₆
32kcal	1.2g	0.5g	0.07g	8.3g	32IU	0.03mg	0.026mg	0.06mg

維生素			礦物質						
B₁₂	C	E	鈉	鉀	鈣	鎂	磷	鐵	鋅
—	41mg	0.23mg	0.3mg	148mg	1.4mg	5.9mg	9mg	0.19mg	0.42mg

愈呷愈健康

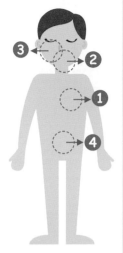

① 性涼的楊桃，對降血壓、解暑降火氣有顯著的效果，也有助於止咳化痰、順氣潤肺、保護氣管。

② 常食用楊桃，其維生素C含量高，對口腔潰瘍黏膜修復、牙痛者有益。

③ 楊桃含果酸，能抑制黑色素沉澱，淡化黑斑相當有效，另外有保濕的作用，可以讓肌膚變得滋潤、有光澤，對改善乾性或油性肌膚組織亦有顯著的功效。

④ 多吃楊桃有益於孕婦，能減少對脂肪的吸收、預防肥胖，也可以降低血脂、膽固醇，並有預防高血壓、動脈硬化，保護肝臟的作用。

快易煮！營養不流失

① 楊桃除可鮮食外，還可製成果汁、製成蜜餞、釀酒用，食用可利尿。

② 楊桃除了橫切成討喜的星星狀之外，亦可沿著稜線縱切成條狀，雖然沒這麼好看，但卻可以更方便去除果核和種籽。

③ 楊桃切好之後，浸泡一下鹽水，嚐起來滋味更甜，也防止變色。

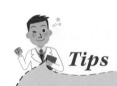

Tips

楊桃有各種不同的品種，其中依果實風味強弱，分為酸味及甜味兩類。

愛注意！煮食小地雷

1 楊桃含有某種神經毒素，一般人食用可正常代謝，但腎病患者則無法將它排出體外，因此患有尿毒症、慢性腎衰竭者禁食楊桃。

2 楊桃含有大量草酸鹽，此成分會傷害腎臟，不宜空腹食用。

Part 9

一秒變專家！
其他食材的
挑、洗、藏、煮、食

堅果有硬殼保護，農藥不易滲透，

但是堅果類的食品常會使用到食品添加物，

食用前不妨讓堅果稍微透透氣！

可以減少添加物殘留！

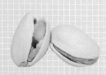

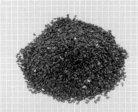
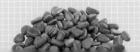

POINT!
重點食材
搶先問：

核桃像大腦，所以
吃腦補腦，此說法是否
不值得採信？

答案就在**P.279**
【愈呷愈健康】

喝榛果奶茶、榛果
咖啡，也可以充分攝取
榛果的營養素？

答案就在**P.287**
【快易煮！營養不流失】

阿公現在最大的樂趣
就是嗑葵瓜子，有什麼
需要注意的嗎？

答案就在**P.291**
【愛注意！飲食小地雷】

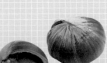
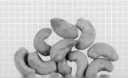
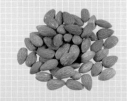

核桃
Walnuts

產季 ① ② ③ ④ ⑤ ⑥ ⑦ ⑧ ⑨ ⑩ ⑪ ⑫（月）

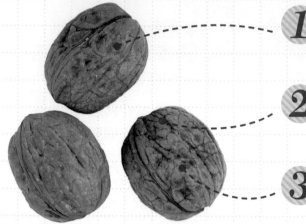
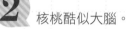

1 核桃具有補腦的神奇功效。

2 核桃酷似大腦。

3 核桃的蛋白質屬於優質蛋白。

小檔案

挑出尚青的食材

挑選核桃應以個大圓整、殼薄白淨、出仁率高、乾燥、桃仁片張大、色澤白淨、含油量高者為佳。

當地生產好食材

台灣非核桃產地，多由國外進口，目前大陸和美國為前兩大核桃出產國。產期在11月前後。

保存妙招

核桃又名胡桃，買回來的精密封包核桃應置於室內陰涼通風處，因核桃的油脂含量高，包存不當易導致酸敗。

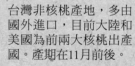

營養放大鏡（每100克含有的營養成分）

熱量	膳食纖維	三大營養素			維生素			
		蛋白質	脂肪	碳水化合物	A	B₁	B₂	B₆
667kcal	6.2g	15.4g	68g	11.2g	18.5IU	0.24mg	0.1mg	0.37mg

維生素			礦物質						
B₁₂	C	E	鈉	鉀	鈣	鎂	磷	鐵	鋅
—	2.05mg	20.7mg	4.5mg	453mg	98.5mg	173mg	440mg	2.7mg	3mg

愈呷愈健康

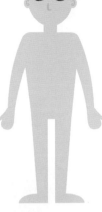

❶ 磷脂對腦神經有良好保健作用，有補腦的功效，**保健大腦**可多吃核桃。

❷ 核桃含有大量的維生素A、維生素E及胡蘿蔔素，此外還含有微量元素硒，它們都有很強的抗氧化性，可有效去除體內的過氧化物，防止細胞突變，增加人體免疫能力，有**預防腫瘤**的作用。

❸ 存在核桃中的**蛋白質**是好蛋白，兼具質優量多的特色，屬於易被人體消化吸收的優質蛋白，其中所含多種胺基酸，是其他植物性食物難以攝取到的。

 快易煮！營養不流失

❶ 核桃仁表面有一層皮，食用時別剝。若去除核桃仁表面的褐色薄皮，會損失一部分營養，故建議最好連著薄皮一起吃。

❷ 食用核桃要注意每一次的量不宜過多，以免影響消化，最好以長期適量為原則，一天的食用量控制在三顆左右。

Tips

核桃裡面的核桃仁，形狀很像大腦，因此也被當作「吃腦補腦」的食材。

愛注意！煮食小地雷

1 含有相當多的油脂成分的核桃，食用之後可以潤燥滑腸，若為大便較稀的情況下，則不宜食用過量。

2 核桃味甘而氣熱，吃下去之後容易生痰動火，導致咳嗽氣喘，人體較虛、火氣較大的人，皆不宜多食。

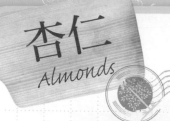

杏仁
Almonds

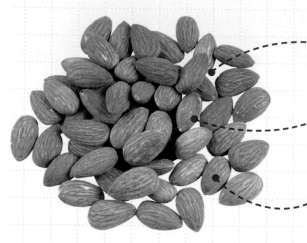

1 常吃杏仁，皮膚會較有彈性。

2 杏仁中的類黃酮相當珍貴。

3 多吃杏仁可降低血中壞膽固醇含量。

小檔案

挑出尚青的食材

挑選杏仁時，好的杏仁重量較重、外觀較飽滿、形狀規整、色澤均勻、顏色呈淡黃色（太淺可能為漂白過）。

當地生產好食材

杏花的種子即俗稱的「杏仁」，台灣多為進口，來自美國、澳洲、西班牙，產季約為8月至10月。

保存妙招

保存杏仁的時候，需將其置於常溫、通風、乾燥處，或可以直接置入冰箱內冷藏。

🔍 營養放大鏡 （每100克含有的營養成分）

熱量	膳食纖維	三大營養素			維生素			
		蛋白質	脂肪	碳水化合物	A	B_1	B_2	B_6
588kcal	9.8g	22g	50g	23g	8.7IU	0.11mg	0.9mg	0.18mg

維生素			礦物質						
B_{12}	C	E	鈉	鉀	鈣	鎂	磷	鐵	鋅
—	0.44mg	24mg	1mg	728mg	253mg	275mg	467mg	3.6mg	3mg

愈呷愈健康

1. 杏仁所含有的維生素E是某些堅果類的好多倍,有助於**抗氧化、抗癌、抗老化**。

2. 鎂及膳食纖維都有**穩定血糖**的效用,具有防止糖尿病的功能,可經由食用杏仁以獲得此兩種成分。

3. 杏仁中的類黃酮,**可預防心血管疾病**;而杏仁富含的單元不飽和脂肪酸,則是能降低血清中的膽固醇濃度,可預防動脈硬化,有益於**心臟健康**。

4. 鈣質可**保護骨骼、預防骨質疏鬆**,杏仁含鈣量高。

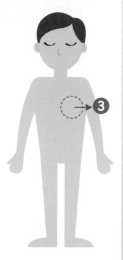

 快易煮!營養不流失

1. 杏仁形狀呈心形而略扁,散發陣陣特殊氣味,可生食,常食能獲取許多鈣質。

2. 烹調杏仁的方法很多,可加入熬粥、製餅、麵包等多種食品,還能搭配其他佐料做成美味菜餚,食用後,可從中攝取維生素E。

3. 專家建議杏仁的食用量大約為每天20顆,不僅能保養身體,適量食用亦不會造成人體負擔。

 Tips

常食苦杏仁,能止咳平喘、、潤腸通便,可治療肺病、咳嗽等疾病。

**愛注意!
煮食小地雷**

產婦、幼兒、虛弱者、實熱體質的人,以及糖尿病患者,皆不宜多吃杏仁及其製品。

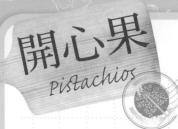

開心果

Pistachios

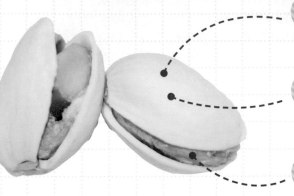

1 太白的開心果，不建議選購。

2 開心果含有珍貴的單元不飽和脂肪酸。

3 開心果含原花青素，可以抗輻射。

小檔案

 挑出尚青的食材

純天然的開心果，外殼應呈奶黃色，並且帶少許斑點；果衣則為紫紅色；而果仁是翠綠色。

當地生產好食材

開心果因其硬殼裂開如笑容而得名。台灣多為進口，來自伊朗、美國、土耳其，產季為7月至9月。

 保存妙招

開心果是一種常見的家庭零食，購買回家後，為確保其新鮮的品質，產品請存放於一個陰涼、乾燥處。

🔍 營養放大鏡（每100克含有的營養成分）

熱量	膳食纖維	蛋白質	脂肪	碳水化合物	A	B_1	B_2	B_6
		三大營養素			維生素			
601kcal	13.6g	22g	53g	20g	133IU	0.55mg	0.16mg	1.2mg

B_{12}	C	E	鈉	鉀	鈣	鎂	磷	鐵	鋅
	維生素					礦物質			
—	0.26mg	10.8mg	462mg	988mg	106.5mg	110mg	422mg	3.3mg	2.7mg

愈呷愈健康

① 因為含有單元不飽和脂肪酸，開心果可降低膽固醇、減少心臟病的發生率、潤腸通便，亦有助於機體排毒。

② 開心果含維生素E、白藜蘆醇、槲皮素、葉黃素，這些成分皆有較強的抗氧化作用，有助於**延緩衰老、保養皮膚、抗動脈粥樣硬化、對抗視網膜黃斑病變**……等。

③ 原花青素大量存在開心果中，具有**降血脂、降血壓、抗癌、抗輻射**等功能。

④ 開心果含膳食纖維，有助排便、預防便祕，使身材苗條的效用。

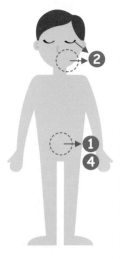

 快易煮！營養不流失

① 貯藏時間太久的開心果不宜食用，因其可能產生致癌物質——黃麴毒素，若吃進去將有損健康。

② 部分不肖業者為了將開心果表面的黴點洗掉，會將它漂白後，再做販售。而開心果漂白後，外殼會較白，果衣和果仁則呈暗黃色。其中珍貴的抗氧化物質，會在漂白時被大量破壞，故不宜選購。

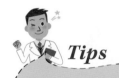

Tips

開心果的熱量高，吃下一湯匙的開心果，等同於吃了4／5碗飯的熱量。

愛注意！煮食小地雷

1 開心果雖營養，熱量卻不低，並且含有較多脂肪，所以怕胖的人應適量食用就好。

2 如果對開心果過敏，應避免食用。

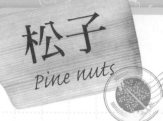

松子
pine nuts

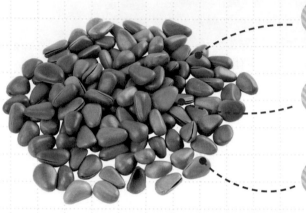

1 松子對大腦有益處。

2 松子可增強記憶力。

3 膽功能不好的人應慎食松子。

小檔案

挑出尚青的食材

松子被人們譽為長生果、長壽果。挑選松子時，要選擇顆粒仁豐滿、大而均勻、色澤光亮、乾燥者為佳。

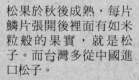

當地生產好食材

松果於秋後成熟，每片鱗片張開後裡面有如米粒般的果實，就是松子。而台灣多從中國進口松子。

保存妙招

買回來的散裝松子，最好放在密封的容器裡，乾燥儲存為原則，以防富含油脂的松子因氧化而變質。

🔍 營養放大鏡（每100克含有的營養成分）

熱量	膳食纖維	三大營養素			維生素			
		蛋白質	脂肪	碳水化合物	A	B₁	B₂	B₆
678kcal	4.2g	17g	70g	9.4g	6.8IU	0.6mg	0.12mg	0.17mg

維生素			礦物質						
B₁₂	C	E	鈉	鉀	鈣	鎂	磷	鐵	鋅
—	2.4mg	20.6mg	3.5mg	641mg	15mg	270mg	611mg	5.3mg	6.6mg

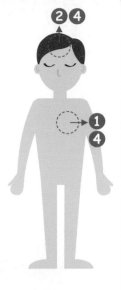

 ## 愈呷愈健康

1. 松子中的脂肪成分主要為亞油酸、亞麻油酸等不飽和脂肪酸，有軟化血管和防治動脈粥樣硬化的作用。

2. 磷在松子中頗為豐富，可保養大腦神經；而松子又含谷氨酸，有健腦、**增強記憶力**的功效；此外，對老年痴呆也有較好的預防作用。

3. 松子含有豐富的維生素E，是一種強的抗氧化劑，能抑制細胞的脂質過氧化作用，**保護細胞完整性**，並且讓細胞內許多重要的酶保持正常功效。

4. 中年人多食松子，能**預防心血管疾病**；小孩子攝取松子有利於生長發育、健腦益智；老年人食用松子也有利於**抗老防衰、增強記憶力**。

快易煮！營養不流失

1. 松子多以炒食、煮食為主，松子含油量較多，因此屬於高熱量食品，吃太多會導致發胖，而每天食用松子的量以20～30克為宜。

2. 松子存放時間長會產生異味，不利人體健康，不宜食用。

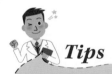

Tips

松子為名貴樹種紅松的果實，又名海松子、松子仁等，可當作零食食用。

愛注意！煮食小地雷

松子吃多易上火，喉嚨狀態不佳、容易生痰的人，或是久咳無痰者；還有脾胃較虛弱、慣性拉肚子者，皆應避免食用。

榛果
Hazelnut

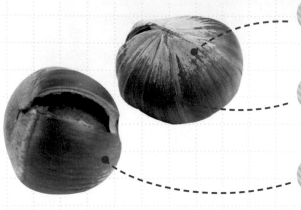

1 榛果拿鐵為廣受歡迎的飲品。

2 榛果熱量高，一次少量食用為佳。

3 榛果含鎂、鉀、鈣，可維持骨骼、心臟、肌肉及神經等功能。

小檔案

 挑出尚青的食材

榛果，亦作榛子，在挑選榛果時，以果仁豐滿、個大圓整、殼薄白淨、乾燥，無木質毛絨為最佳的選擇。

當地生產好食材

榛果果皮堅硬，果仁可食，其在台灣多為進口，來自美國、土耳其、義大利，產季約為8月至9月。

 保存妙招

榛果是一種常見的堅果類食材，拆封後要妥善保存於乾燥、陰涼處，也可冷藏。

🔍 營養放大鏡（每100克含有的營養成分）

熱量	膳食纖維	三大營養素			維生素			
		蛋白質	脂肪	碳水化合物	A	B₁	B₂	B₆
672kcal	8g	13g	66.5g	17g	26.2IU	0.19mg	0.15mg	0.64mg

維生素			礦物質						
B₁₂	C	E	鈉	鉀	鈣	鎂	磷	鐵	鋅
—	6.3mg	28.4mg	0.98mg	638mg	182mg	181mg	379mg	3.8mg	2.3mg

愈呷愈健康

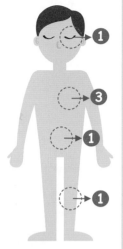

❶ 富含油脂的榛果，有利於脂肪性維生素在人體中被吸收。此外，榛果有天然香氣，可開胃且有補脾胃、益氣力、明目健足的功效。

❷ 榛果富含不飽和脂肪酸，能夠降低膽固醇，減少罹患心血管疾病的風險。

❸ 紫杉醇和紫杉烷類化合物，是治療卵巢癌和乳癌的有效成分，皆可透過食用榛果攝取進來。

❹ 因為榛果富含維生素E，這種成分可以減少細胞膜上多元不飽和脂肪酸的氧化作用，維持細胞膜完整，進而幫助人體抗氧化，並維持皮膚以及血球細胞的健康。

快易煮！營養不流失

❶ 有的人會以為，選擇榛果蛋糕或榛果奶茶作為點心，可攝取榛果營養，然而大多數的甜點與飲料，必含有其他添加物，恐破壞榛果本身的成份，且吃點心的時候，同時攝取大量糖類或反式脂肪，容易造成肥胖，更加不健康。

❷ 中藥認為榛子味甘、性平，具有照顧胃腸及保護眼力的功效。經常應用在治療食慾不佳、倦怠乏力、眼花、肌體消瘦等病症。

❸ 建議食用一整顆的榛果才能維持完整營養素。

愛注意！煮食小地雷

1 榛果為一種含有豐富油脂的食材，因此膽功能較差者應謹慎食用，以免過量造成膽的負擔。

2 如果對榛果過敏，應避免食用。

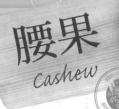
腰果
cashew

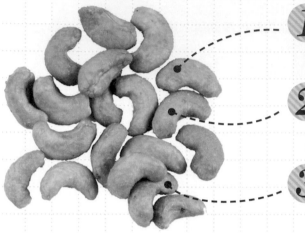

1 常食腰果有利於骨骼的保健。

2 腰果可以調控血壓。

3 腰果有助於保持心臟健康。

小檔案

挑出尚青的食材

品質較好的腰果多呈白色澤，氣味香，顆粒飽滿，表面無蛀洞和斑點，以手觸摸起來需感覺乾燥。

當地生產好食材

在台灣買到的腰果多為進口，來自於印度、越南、西非、巴西、東非等國家，產季約為9月至12月。

保存妙招

腰果比其他的堅果類更穩定、可保存更久。放在密封的容器置於冷藏可保存6個月；冷凍則可保存1年。

 營養放大鏡（每100克含有的營養成分）

		三大營養素			維生素			
熱量	膳食纖維	蛋白質	脂肪	碳水化合物	A	B₁	B₂	B₆
568kcal	3.6g	18g	45.5g	30g	2.7IU	0.64mg	0.13mg	0.39mg

維生素			礦物質						
B₁₂	C	E	鈉	鉀	鈣	鎂	磷	鐵	鋅
—	0.5mg	4.27mg	11.3mg	647mg	44.6mg	253mg	552mg	6.6mg	5.9mg

288

Part **9** 一秒變專家！其他食材的挑、洗、藏、煮、食

 愈呷愈健康

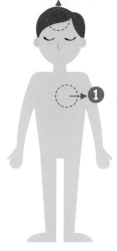

❶ 腰果含有豐富的優質脂肪，且零膽固醇，有助於降低三酸甘油脂，**保持心臟健康**。

❷ 富含鎂的腰果可以有效調節骨骼吸收的鈣含量多寡，進而**強化肌肉和神經功能**。

❸ 因為腰果有低鈉高鉀的特點，可以**控制血壓**。

❹ 腰果含硒和維生素E，可以**抗氧化、防癌症**，增強免疫力；另含有鋅，可以**抵抗病毒感染**。

❺ 常食腰果可攝入銅，對酶的活性、**刺激荷爾蒙分泌、腦功能有重要作用。還可以促進紅血球的產生，避免貧血**。

 快易煮！營養不流失

❶ 與其他堅果相比，腰果中，對健康不利的飽和脂肪酸含量稍高了一些。因此，應節制食用量。

❷ 腰果中含有多種過敏原，恐造成過敏者的不良反應。因此，第一次吃腰果的人，最好先吃一兩粒後，停十幾分鐘再作觀察，如果沒有出現過敏反應可放心食用。

❸ 市售腰果有不同口味，高血壓患者應避免吃醃製品，另外，減肥者則忌吃蜂蜜口味。

Tips

腰果是一種腎形堅果，形似「腰子」而得名，三餐飯後吃幾顆，可提供人體所需熱量。

愛注意！煮食小地雷

🔍 腰果是一種高熱量的食物，不宜一次大量進食；此外，若是對腰果過敏的人，應避免食用。

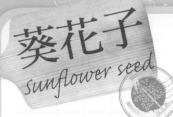

葵花子
sunflower seed

1 吃葵花子時，用手剝殼會比用嘴咬好。

2 葵花子富含鉀，可以保護心臟。

3 想增加血管彈性，可多吃葵花子。

小檔案

挑出尚青的食材

葵花子又稱葵瓜子，是向日葵成熟後的果實，購買葵花子時，若顆粒不飽滿、有異味，則不宜選購。

當地生產好食材

葵花子的產地在桃園、嘉南、高屏，主要產於溫帶與高山地區，秋季採收，9月至11月曬乾使用。

保存妙招

購買葵花子，最好要選擇有標明保存期限者，並儲放在乾燥、通風處，於保存期內吃完。

🔍 營養放大鏡（每100克含有的營養成分）

熱量	膳食纖維	三大營養素			維生素			
		蛋白質	脂肪	碳水化合物	A	B₁	B₂	B₆
586kcal	8.3g	22g	52g	18.7g	23IU	1.7mg	0.26mg	1.5mg

維生素			礦物質						
B₁₂	C	E	鈉	鉀	鈣	鎂	磷	鐵	鋅
—	1.4mg	42.3mg	1.33mg	821mg	90mg	396mg	814mg	6mg	6.2mg

愈呷愈健康

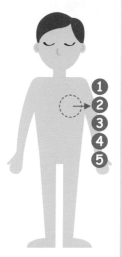

① 葵花子特別含有精胺酸，對**預防冠心病、中風、降低血壓**，保護血管彈性有一定功效。

② 鉀對保護心臟功能、**預防高血壓**頗多裨益，嗑葵花子可攝取鉀質。

③ 葵花子富含維生素E，具有**防止衰老、提高免疫力、預防心血管疾病**的作用。

④ 植物固醇和磷脂，都能夠抑制膽固醇的合成，可**預防動脈硬化**，兩者皆是葵花子的重要成分。

⑤ 葵花子富含不飽和脂肪酸，可降低血清膽固醇，**抑制血管內膽固醇的沉澱**。

快易煮！營養不流失

① 炒過的葵花子性屬溫燥，多吃易引起口乾、口瘡、牙痛等「上火」症狀。

② 吃葵花子時，用手剝殼會比較好，因為用牙齒嗑瓜子會損傷牙齒，還會在吐殼時吐出大量唾液，造成味覺遲鈍。

③ 葵花子若存放時間過長，其油脂在氧化後，會影響人體細胞新陳代謝的作用，進而引起老化、癌變等不良危害。

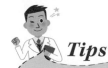

Tips

醫學家認為，葵花子能治療失眠、增強記憶力，另外還有調節腦細胞代謝的作用。

愛注意！煮食小地雷

🔍 葵花子所含熱量較高，肥胖者應盡量少吃；此外，葵花子含鹽分高，糖尿病患者不宜多吃。

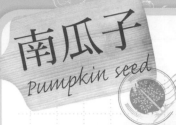

南瓜子
pumpkin seed

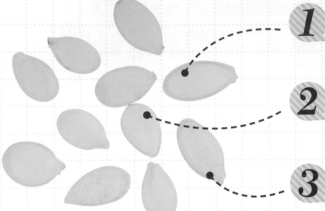

1 南瓜子為治療前列腺疾病的食療小幫手。

2 南瓜子含鋅，可加速傷口癒合。

3 多食用南瓜子有降壓的功能。

小檔案

挑出尚青的食材

南瓜子即南瓜的種子，又稱白瓜子，採購南瓜子要選擇個大、籽粒飽滿、並且無黴爛變質、蟲蛀者為好。

當地生產好食材

南瓜子全台皆有出產，可生熟兩吃。於夏秋成熟時採收，取子曬乾後直接食用或加工。

保存妙招

買回來的南瓜子要先進行篩選、清除壞籽與雜質後，保存在密封罐或塑膠袋中，存放於陰涼、乾燥處。

🔍 營養放大鏡（每100克含有的營養成分）

熱量	膳食纖維	三大營養素			維生素			
		蛋白質	脂肪	碳水化合物	A	B₁	B₂	B₆
564kcal	6.13g	26g	47g	19.5g	13.2IU	0.15mg	0.13mg	0.3mg

維生素			礦物質						
B₁₂	C	E	鈉	鉀	鈣	鎂	磷	鐵	鋅
—	0.3mg	12.14mg	395mg	639mg	49.4mg	516mg	1113mg	10.5mg	8mg

愈呷愈健康

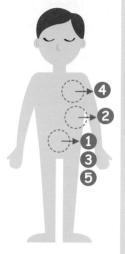

❶ 前列腺的正常運作仰賴脂肪酸，而南瓜子富含脂肪酸，可維持前列腺良好功能；其活性成分尚可緩解前列腺炎初期的腫脹，一般人食用可**預防前列腺癌**。

❷ 經常吃南瓜子不僅可**預防腎結石**，還有助於排出體內結石。

❸ 南瓜子是沒有毒性和副作用的滅蟲劑，故蟯蟲病、條蟲病、鉤蟲病等患者可多吃。

❹ 含有豐富泛酸的南瓜子，可以**緩解靜止性心絞痛**病患的疼痛，還有**降壓**作用。

❺ 含鋅的食物有促進傷口癒合的功用，受傷時吃一點南瓜子，可加速復原效果。

 ## 快易煮！營養不流失

❶ 炒南瓜子時，炒至香脆即可，太久容易破壞營養素。

❷ 女性荷爾蒙的分泌會隨著年紀變大而漸漸減少，若要積極攝取荷爾蒙，南瓜子是很好的選擇，其大量維生素、礦物質，是幫助女人凍齡、回春的美容食品。

❸ 減肥的時候，吃一點南瓜子可解嘴饞，有抑制食慾的功效。

Tips

目前已經證實，番茄中的茄紅素、南瓜子中的鋅、鎂，都有預防攝護腺肥大的功效。

愛注意！煮食小地雷

1 因為南瓜子含有大量脂肪油，若大量服用，會有食慾減退、腹脹等副作用，雖會自行消失，但是平時胃熱者仍應少食。

2 氣滯體質應忌食或少吃南瓜子。

芝麻
Sesame

產季 ① ② ③ ④ ⑤ ⑥ ⑦ ⑧ ⑨ ⑩ ⑪ ⑫（月）

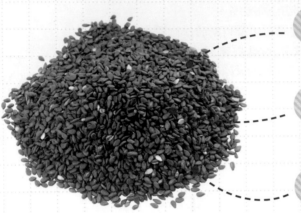

1 芝麻的菸鹼酸能擴張血管、安定神經。

2 真正的黑芝麻呈深灰色，不會黑得發亮。

3 芝麻是補充鐵質的好選擇。

小檔案

 挑出尚青的食材

優質黑芝麻呈深灰色，加一點水放在手心輕輕搓揉，手上若留下顏色便是染過色的芝麻，不宜選購。

 當地生產好食材

芝麻種子呈圓形或橢圓形，產地集中於東南亞，而國內芝麻主要產地是在台南市。

保存妙招

芝麻種皮分為許多顏色，亞洲人習慣吃黑芝麻，而黑芝麻須密封存放於乾燥、通風處，亦可冷藏或冷凍。

營養放大鏡（每100克含有的營養成分）

		三大營養素			維生素			
熱量	膳食纖維	蛋白質	脂肪	碳水化合物	A	B_1	B_2	B_6
600kcal	14g	17.3g	54.4g	20.6g	5.13IU	0.2mg	0.36mg	0.5mg

維生素			礦物質						
B_{12}	C	E	鈉	鉀	鈣	鎂	磷	鐵	鋅
—	—	22.7mg	1.9mg	526mg	1479mg	386mg	665mg	10.3mg	5.4mg

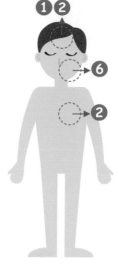

 愈呷愈健康

❶ 芝麻裡的蛋黃素，可有效防止脂肪沉積體內；此外，它也是填補腦髓的營養素。

❷ 菸鹼酸不僅有擴張血管、**防治血管硬化**的作用，還能**安定神經、解除壓力**，而芝麻為攝取菸鹼酸的良好來源。

❸ 維生素E可促進**肌肉發達、恢復肌肉疲勞**，亦可**強化心臟**，肌肉痠痛者可多多進食芝麻獲取維生素E。

❹ 芝麻的蛋白質裡，含有一種人體無法自己產生的必須胺基酸，可**促進生長發育**。

❺ 富含鐵的芝麻，對**缺鐵性貧血症**有治療功效。

❻ 芝麻含維生素B_1，是**滋潤皮膚**的成分，且可**預防面皰**。

快易煮！營養不流失

❶ 愛美女性建議搭配芝麻適量食用，可改善粗糙的皮膚。

❷ 芝麻的皮不易消化，壓碎後有股迷人香氣，且有助於人體吸收。

❸ 把磨碎的芝麻和蜂蜜一起攪拌，塗在麵包上或放入沙拉醬，可以得到芝麻滿滿的營養。

❹ 多吃黑芝麻糊可使頭髮烏黑，其做法為：黑芝麻、米，其比例大致為

4:1，首先先把生的黑芝麻用大火燒沸，再改用小火熬煮。

 Tips

因芝麻含脂肪甚多，故能潤腸通便，但是患有慢性腸炎、拉肚子腹瀉者忌食之，以免加重病症。

愛注意！煮食小地雷

🔍 如本身屬於陽盛體質，應節制芝麻攝取量，否則多吃容易上火，引起口鼻乾燥。

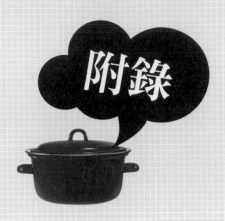

Q&A
偏方真相追追追

撇步！鹽巴清洗法、鐵鍋炒菜……

產品！臭氧機、蔬果清潔劑……

傳聞！蘑菇有毒、有機標章……

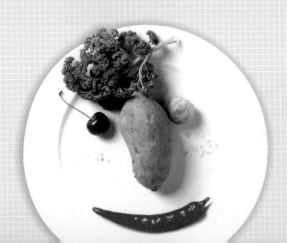

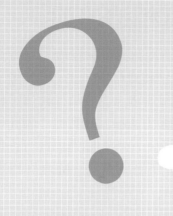

在食安的亂世之秋，
各界偏方紛紛出籠，
多不可勝數！

你就那麼輕易
全部相信了嗎？
不如再次審視腦海中
的錯誤觀念！

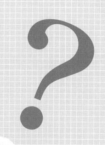

想吃得健康，需求甚解！
你滿頭的那些問號，
請舉手發問吧！
就讓專家們為您
——解答！

附錄 Q&A，偏方真相追追追

　　欲維護食品安全，除了要正確清洗蔬果外，存放、烹煮食材也是大眾必備的常識，唯有全面性把關食材挑、洗、藏、煮、食等各個環節，才能避免成為食安問題的下一個受害者。食安事件頻傳，相關的網路謠言日益增多，為破解不實傳言，便需多方查驗其真實性。因此，本單元針對食材清洗、保存、烹調，以及營養攝取……等相關迷思進行查證，提供讀者正確觀念與行之有效的方法，讓您吃下肚的食物，完全與毒害隔離！

💧 Washing！這樣洗對嗎？

Q1 家庭主婦們為了洗掉蔬果上的農藥，常會放入「鹽巴」搓洗，這真的能去除農藥嗎？

A 加入鹽巴洗菜，是民眾常聽到的小撇步，其原理是運用鹽巴表面稜角的摩擦力將農藥搓磨掉，這似乎聽起來很有效，但真相卻是背道而馳！

研究學者發現，用鹽水洗菜，只會讓農藥更不容易釋於水中，降低了水的清潔能力，使得蔬菜殘留農藥的情形更加嚴重。此外，鹽水還可能形成滲透壓，使得蔬菜上覆蓋了一層保護膜，讓農藥更加穩定，以致於清洗農藥變得更加困難。因此，建議依照前文篇章介紹的各類食材之清洗方式來進行，才能降低農藥殘留的危險性。

Q2 大家都怕農藥殘留，使得清洗食材專用的清潔劑應運而生，而市售的「蔬果清潔劑」真的有較強的洗菜清潔力嗎？

A 近年來，由於食安意識抬頭，各家廠商為解決農藥殘留的問題，許多相關「蔬果清潔劑」等產品紛紛上市。既然目的是為了消除蔬果上的農藥，對民眾來說，清洗後的食物應是安全無虞，那為何還有專家對此提出疑問呢？

這是因為每家清潔劑配方有所不同，很難一致回答其效果性優良與否。但是，專家卻特別提出多數蔬果清潔劑含有界面活性劑，成分複雜，若使用後未沖洗乾淨，恐造成二次殘留，因此蔬果清潔劑可以使用，但須謹記之後要用大量清水沖洗。

Q3 媽媽年輕的時候，奶奶教她：「洗完米的水不要倒掉，可留下來洗菜。」這個從古流傳至今的偏方，真的能將食材洗得更乾淨嗎？

A 「利用洗米水清洗食材」的偏方在民間流傳已久，甚至還有人表示用洗米水敷臉能使肌膚更加水嫩光滑，雖然後者已被美容專者們證實效果，但蔬果上的農藥卻並非洗米水所能輕易帶走的！

現今研究指出，由於米的表面可能殘留農藥、重金屬、蟲卵等，故洗米後的水就是盆髒水，放進食材，將受到汙染，且僅僅一小鍋的洗米水，讓蔬菜浸泡其中，簡直就變成一鍋農藥池，這樣越洗越毒的食材，不僅營養損失，更多了威脅，因此專家建議還是以流動清水沖洗會更加乾淨。

Q4 上次和鄰居討論農藥殘留的新聞，對方建議我用「小蘇打」或「醋」，可以中和農藥，我應該相信他嗎？

A 小蘇打和醋，一個是鹼性一個是酸性，用來中和農藥，乍聽似乎很有道理。但實驗證明，酸性農藥在鹼性環境中，降解速度雖會變快，不過效果並不明顯。此外，以醋清洗食材還會殘留醋味，恐破壞食物原

先風味；甚至，若使用到雜質較多的小蘇打粉，反倒可能增加汙染蔬果的機會，因此不建議在清洗食材時加入小蘇打或醋。

Q5 最近市面上流行一種「臭氧機」，號稱可徹底消除蔬果上的農藥，這種機器真的有像廣告說的那麼神奇嗎？

A 食安連環爆，臭氧機銷量不僅越來越好，消費者間也流傳用臭氧清洗蔬果會比一般清洗方式更有效。農委會農業藥物毒物試驗所檢測市售不同廠牌的臭氧清洗機，發現這只能去除蔬果表面的農藥殘留，效果跟水洗一樣，消費者不用花錢當冤大頭。

另外，有些蔬菜含有氮，與臭氧反應後會形成硝酸鹽或亞硝酸鹽，對人體有害。毒物專家也曾指出，如果在空氣不流通的地方使用，會因長期吸入過多臭氧而有引發肺部疾病之虞，恐造成肺部纖維化，或罹患慢性支氣管炎。故使用臭氧機，很可能會衍生出其他健康問題，購買前需三思。

Q6 天然栽培的農作物會被標示「有機蔬果」！很多消費者一看便放心不少，因為有機蔬果無農藥問題，直接生吃也OK嗎？

A 最近幾年「有機蔬果」廣受歡迎，很多家庭主婦都覺得，買有機等於買健康，購買標示有機食材，也省下自己費心挑選的時間。但需要矯正的觀念是，有機不代表完全不用藥，有些只是盡量使用天然肥料或殺蟲劑，但不代表完全無害。

另一個疑慮是，有機菜園若鄰近有施灑農藥的菜園，很可能會經由空氣、水源而被汙染。因此，即使完全沒有使用人工合成的農藥與化肥等有機農產品，依然不鼓勵直接生吃，食用前仍須適度清洗，最好是煮熟再吃會比較好。

Q7 有些民眾認為延長浸泡時間，會帶走更多農藥，這觀念正確嗎？

A 浸泡是清洗食材的重要一環，可以將農藥溶於水中並帶走，然而浸泡時間並不是越久越好，無限延長浸泡時間，並不會更有效地去除農藥。清洗食材時，其浸泡時間不可超過30分鐘，因為水中能溶解的農藥有限，浸泡過久，等於食材乾淨了，又再重新被汙染一次。此外，若食材本身含有水溶性營養素，與水的接觸時間一長，會造成營養成分流失！

Q8 為了小朋友健康著想，有些媽媽會選擇將蔬菜先切開，再一小片一小片仔細清洗，這樣先切後洗的順序會更乾淨嗎？

A 因為害怕農藥殘留在蔬菜的隱密處，無法被水沖刷掉，有些人選擇先切後洗，讓食材每一處都能確實沖到水，以為清潔作用更佳，這樣的方式其實錯得離譜，它只會使農藥更輕易地滲入食材。
除此之外，切開後的蔬菜斷面，也可能會黏附農藥。且斷面與空氣接觸氧化後，會使營養素流失，因在蔬菜上每切一刀，其維生素C及葉酸就會開始分解。因此，建議蔬菜還是要整株清洗為好！

Q9 冬天天氣冷吱吱，手一直接觸冰冰的水，會被凍得發紅，這時候用熱水洗菜，對食材會有不好的影響嗎？

A 冬天天氣寒冷，用冷水洗菜，深怕雙手被凍傷，因此有些人會改用熱水清洗，比較舒服。但是，若熱水溫度過高，會讓蔬菜的營養加速流失，頗為可惜。如果水真的太過冰冷，可加一點熱水，調和成常溫水來洗，才能降低營養素的流失，並謹記洗菜水不宜過燙！

Q10 美生菜好脆弱，處理它是一個難題，常常是一邊洗，葉片就碎了，有什麼祕訣可以洗得乾淨又能保持菜葉完整嗎？

A 如何將美生菜清洗乾淨，又能保持菜葉完整，相信是很多人的難題。想要剝下一片片完美的美生菜，其實很簡單。首先，用水果刀在菜梗的圓周劃一圈，抓緊用力旋轉，取下菜梗，然後將美生菜置於水龍頭下，切口朝上，以水的衝擊力量將葉片分開來，便可保持其完整性！

Keeping！保存有良方！

Q1 全家人吃晚餐，五菜又一湯，偶爾遇上吃不完的情況，放進冷凍，可延長菜餚的保存期限嗎？

A 有時候菜餚無法一次吃完，若只放進冷藏，似乎沒幾天就變質了。因此，有些家庭會習慣直接放進冷凍庫，而這樣的方式的確可以延長保鮮期限。

以一般家庭冰箱的冷凍庫來說，溫度約在負10度左右，熟食的保存期限可以延長約一個月，以菌數來說是在人體允許的範圍內，但新鮮度會下降，故還是建議當餐食用完畢，營養價值最豐富！

Q2 沒胃口的時候，拿出酸酸辣辣的泡菜配飯吃，下飯又開胃，但是「醃漬食物」聽說會致癌，是真的嗎？

A 常聽人家說，醃漬食物裡含有致癌物質，最好不要吃，這樣的說法有其依據，但不盡然完全正確。

嚴格分析來看，在不新鮮的蔬菜裡，硝酸鹽會變成亞硝酸鹽，容易在

胃部的酸性環境產生致癌物，因此並不是「醃漬」這個料理方式增加亞硝酸鹽的。此外，醃菜的亞硝酸鹽含量，在達到一個高峰後會慢慢遞減，只要等過了約20～30天再食用，就不必擔心致癌。

Q3 上班族沒時間到菜市場，只能下班後去超市買冷藏蔬菜，但聽說「新鮮的蔬菜」更健康嗎？

A 坊間有此一說，比起超市裡的冷藏蔬菜，菜市場裡賣的新鮮帶土蔬菜更健康。但這個說法，僅限於剛從田地裡採摘下來的新鮮蔬菜！

若考量實際層面，我們吃到的蔬菜，即便是從菜市場上出售的，若非接近產地，大都沒有那麼新鮮，通常也存放了好幾天。相反地，採摘蔬菜之後，若以超低溫快速冷凍運送，反而更能保持蔬菜中的維生素！

Q4 媽媽買了一大批的水果，其中有蘋果、水蜜桃，既然都是水果，就全部一起塞進冰箱最下層可以嗎？

A 不可以！許多人習慣把水果全都保存在冰箱保鮮抽屜，若是錯把不同特性的水果放在一起，就會開始熟透壞掉！

像是蘋果、釋迦、梨、木瓜、香蕉等這類水果，在熟成過程中會釋放一種氣體，叫做「乙烯」。乙烯會加速水果的熟成和老化，若將一般蔬果與此類水果放在一起容易提早腐爛。在水果堆中，若是有一顆水果壞掉，便要立即挑出，因為壞掉的水果也會開始釋放乙烯，導致其他水果接連腐敗。

因此，分開包裝、擺放為保存關鍵。這類水果不論是冷藏或室溫保存都需要分開，若是冷藏，建議裝入塑膠袋，並且袋口稍打個結，可防止乙烯釋出而影響冰箱內其他水果品質。

Q5 馬鈴薯發芽勿食用，連小學生都知道，那麼薑、蒜發芽了，是不是也比照辦理，將它們丟棄？

A 有些人會以為，食材一發芽，就有毒素存在，這樣的想法其實是自己嚇自己。

薑和大蒜在發芽的過程中，只是消耗了營養物質，導致萎縮、乾癟，營養價值大幅降低，但不會像馬鈴薯在發芽過程中產生有毒物質。所以發芽的生薑、大蒜仍然可以吃，只是因其營養消失，導致食用價值大打折扣。

而蔬菜的儲藏，離不開環境的溫度、濕度和氧氣，薑和大蒜的保存也不例外。各種食材的保存方式在本書中皆有詳細解說，建議讀者可遵照相關步驟，延長各食材的保鮮期限。

Eating！好食材、壞食材？

Q1 糙米比白米營養，希望多煮糙米，照顧爸媽的健康，但是糙米飯吃起來好硬，反而會降低他們的食慾，所以泡水再煮可以變軟一點嗎？

A 糙米比白米保留了更多營養，但吃起來比白米硬，比較不容易讓人接受。有一個小撇步是，在蒸煮前延長泡水時間，可改善其口感。此外，需要注意的是，夏季炎熱時，泡米一定要放進冰箱，否則室溫超過28度，糙米就容易長黴菌。另外，糙米若還是吃不習慣，可將糙米混合白米的方式煮食，不失為提升口感的好方法。

Q2 不少醫生推薦，「全麥」食物有益身體健康，因此所有人都應該改變飲食習慣，多吃全麥食物？

Ⓐ 在報章雜誌上經常提出，全麥食物可以提供人體許多營養素，因此許多民眾都覺得應該把白吐司改為全麥吐司，將精製麵改為全麥麵。然而全麥食物雖然比較好，但並非合適於任何體質。

最新研究發現，有相當多的人對小麥中的麩質過敏，容易引起消化不良、疼痛、腹脹、大便異常、疲勞和腸道損傷等問題。因此，研究者建議，對於全麥食物應根據自身情況進行合適選擇，食用後若有身體不適，應視情況酌量減少。

Ⓠ3 「蘑菇」外型特別，口感討喜，廣受大家喜愛，但是最近看到一篇文章，說它重金屬超標，以後不能吃了是嗎？

Ⓐ 蘑菇的重金屬超標，一度引起軒然大波，現今很多人避之唯恐不及，深怕重金屬中毒。面對斷章取義的報導，消費者不須全然盡信，蘑菇被貼上有毒的標籤，其實很冤枉！

食材挾帶的重金屬，主要來自基質和水，栽培基質或栽培用水若出現重金屬超標的情形，蘑菇才會跟著中標，而我國目前栽培食用菌的基質，並非重金屬汙染的基質，因此沒有中毒的隱憂，經各地檢測，台灣出產蘑菇的重金屬超標比例很小，可放心食用。

Ⓠ4 親戚聚餐大團圓，一邊看電視，一邊吃燒烤，不亦樂乎，這時阿姨切了一盤「梨子」說可以抵抗燒烤中的致癌物，這是真的嗎？

Ⓐ 燒烤雖然不健康，但仍是許多外食族的最愛。而我們也不會因為吃一次燒烤就得癌症，但食物經過碳烤，會產生致癌物質（如苯並芘），倒是千真萬確。

這時候，如能同時吃些富含抗氧化物質（如維生素C）的食物則可減輕其對人體的危害，此做法是有益的，但「抗癌」純屬誇大，整體上還

是建議燒烤食物少吃為妙！

Q5 台灣過敏體質的人口較多，且聽說吃「發芽米」可改善過敏，這樣的觀念是正確的嗎？

A 台灣有過敏體質的人不在少數，是否該食用發芽米，也受到大家的關注。可惜這樣的小偏方，只是空穴來風，沒有醫學根據。

米中所含的γ-胺基丁酸，確實有安定神經、幫助紓壓的功能，但即便發芽米的分量有略高未發芽者，但是目前沒有任何研究顯示發芽米可以改善過敏。因此專家建議，不必特別改吃發芽米。

Q6 「洋蔥」是神奇食材，包治百病，得癌症也免看醫生，在家煮洋蔥吃就好了？

A 聽說洋蔥可以治百病，也包括癌症！相信您不會被這種膨風的說法唬倒，困擾醫學界那麼多年且難以根治的癌症，怎麼可能會是單一食材便能擊敗！

洋蔥是一種國際上認可的健康食材，其中已確認的營養物質有含硫化合物、前列腺素A、類黃酮、皂苷、酚等在抗氧化、降血脂、提高免疫力以及抗腫瘤等皆有功效，這也得到一些科學數據的支持。但對於傳言所稱「包治百病」實屬誇大，建議不要神化某種食物，要注意飲食多樣化，才能保持營養全面均衡。

Q7 賣番茄的老王偷偷跟我們分享一個小知識，吃「番茄」要加熱，營養素才會釋放，難道以前生吃番茄都錯了嗎？

A 有研究報導指出，番茄要煮熟吃，否則營養素無法進入人體。這樣的說法確有參考價值，但一知半解恐怕會對番茄造成誤會。

實際上，番茄生的和熟的都有營養。番茄裡有茄紅素，這是胡蘿蔔素的一種，但必須加油炒熟，才能被人體所吸收。

然而，這並不能否定生番茄的營養價值，因為生番茄的維生素C含量比熟的更豐富。因此番茄生吃或熟吃皆可，主要是根據自身所需營養素而定。

Q8 阿公飯後最喜歡嗑一些瓜子，可預防老年癡呆，但是聽說向日葵生長太快速，容易吸收土壤重金屬，所以「葵花子」吃不得嗎？

A 由於向日葵生長速度快，因此民間傳說是因其吸收太多重金屬所致，故多吃葵花子會造成重金屬蓄積體內，有損健康！

但事實上，葵花子吃不得的說法稍嫌偏頗，許多食材的生長速度遠遠超過向日葵，要避免吃進重金屬，關鍵得淨化土地，否則任何植物都會有「重金屬」的疑慮。

需要提醒的是，包括葵花子在內的堅果類食物，每天攝入一小把有利於好的油脂吸收，但如果在食用時嘗到苦味、黴味，一定要立即吐掉並漱口。不要認為這樣會暴殄天物便重新洗一洗、蒸一蒸，就繼續食用，這是不健康的。因腐壞堅果中的黃麴毒素是強致癌物質，故千萬不要拿自己的身體開玩笑。

Q9 網路傳言說，「菠菜」、「豆腐」不能放在一起煮，否則會形成結石、妨礙消化，那菠菜豆腐湯這道家常菜真的不能吃嗎？

A 腎結石有多種類型，其中之一就是草酸鈣結石。一般民眾以為，菠菜含草酸，豆腐含鈣，遂將兩者共同食用會形成草酸鈣結石，這其實是一種錯誤觀念，菠菜豆腐湯並不會引起結石。

目前研究結果顯示，適量攝取鈣質有助於預防結石形成，因為鈣質的

確可在腸道中與草酸結合，形成不溶性且無法吸收的草酸鈣，但它會經由糞便一起排出，故能減少草酸吸收。

烹調時，如能適當減少菠菜的比例，並預先把菠菜放入沸水中汆燙，便能除去大量草酸，因此豆腐與菠菜同食也不失為一個良好搭配。而豆腐中的鈣，會使菠菜的高草酸不被人體過度吸收，反而可以預防腎結石。

Q10 大熱天豔陽高照，我天生黑肉底，想擁有白皙肌膚，別吃「香菜」與「九層塔」以免反黑？

A 從小就聽說，怕皮膚黑的人不要吃香菜與九層塔，吃多會變黑。事實上，此種說法有其正確性，香菜與九層塔屬感光性食物，食用後照射陽光，皮膚產生的黑色素細胞會比較明顯。

另外還有巴西利、荷蘭芹菜，也同屬感光性食物，但怕變黑者並非完全不可食，建議民眾攝取後應注意防曬，或是趁晚上補充，就不會讓皮膚變黑。此外，營養師也請大家放心，這類感光性食物多為辛香料，並非主菜，若平常僅拿這些食材作為料理調味使用，少量攝入倒是不用太擔心吃了會反黑。

Q11 剛剛經過工地的時候，看到怪手手運將吃「榴槤」又喝啤酒，這樣的搭配聽說會致死，是真的嗎？

A 榴槤季節一來，便是老饕們大快朵頤之際，但傳說吃榴槤的最大禁忌是不可搭配酒精，否則會變成奪命砒霜，嚴重者甚至會死亡。乍聽相當誇張，但實際上，雖不致死，但關於吃榴槤勿飲酒之說法，民眾必須警惕。

原因是，人喝酒後，身體會分泌一種叫乙醛脫氫酶的物質，才能分解、消化酒精。可是榴槤對此一物質有抑制作用，會降低人體分解酒精的能力，因此吃榴槤再喝酒，容易引起酒醉，甚至還可能會酒精中毒。雖然只有在食用大量榴槤時才有風險，但很多人一吃榴槤就停不

了口，而且根本不知道什麼才算過量，常在不知不覺間便累積了毒素，故須多加注意。

Q12 與女性友人們吃下午茶，看到香甜的芒果鬆餅，就抵擋不了誘惑，但朋友說生理期不能吃「芒果」，否則會導致閉經，真是如此嗎？

A 有人說經期不能吃芒果，吃多了會得子宮肌瘤，而且因為芒果有止血作用，會造成排血不順，還會導致閉經，這樣的傳言其實不足採信！現代醫學研究顯示，芒果苷作用於血小板特異性蛋白，會抑制血小板的聚集，這與傳統醫學提到的：「芒果微寒、無毒、主婦人經脈不通」的觀點不謀而合。由此可知，不論是中醫或西醫，均不認為芒果有止血功能而影響月經。民間流傳的生理期吃芒果會閉經的說法，並沒有科學根據。

🔍 Oops！營養素萬花筒

Q1 坊間流傳說，吃太多肉會變酸性體質，容易生病，食物真的有分「酸鹼性」嗎？吃「鹼性食物」對身體真的比較好嗎？

A 「血液偏酸身體就容易生病，多吃鹼性食物可以『鹼』回一條命。」這個概念廣為流傳，因此有些民眾會將食物分成鹼性和酸性，而其中又以鹼性食物對人體最好。但事實上，透過吃的東西讓體液變成鹼性，是一種毫無根據的牽強說法。

食物的確有分酸鹼性。一般的五穀雜糧、豆類、蛋、肉類常屬酸性食物，而蔬菜、水果，包括吃起來很酸的檸檬則屬鹼性食物。不過食物對人體血液的酸鹼性，其實影響非常小，因為人體的體液為良好的酸

鹼緩衝系統，想要讓身體處於平衡狀態、維持身體健康，還是必須均衡攝取各類食物，確實執行「少油、少糖、少鹽；多開水、多纖維、多運動」的飲食原則，才是養生的不二法門。

Q2 哥哥最近肌肉緊繃，全身很僵硬，醫生說他可能缺乏鈣，但「鈣質」不是只與骨頭有關係嗎？怎麼會影響到肌肉？

A 一般人以為補充鈣只是為了預防骨質疏鬆症，殊不知鈣與全身的神經傳導、細胞訊息傳遞、智力發展、內分泌平衡都有密切關係，人體缺乏鈣質，其實最害怕的是血液含鈣量不足，醫學上稱為「低血鈣症」，通常會影響三種肌肉收縮：骨骼肌、平滑肌、心肌，進一步便會造成肌肉緊繃、心律不整等問題。

不論是心臟跳動、骨骼形成、肌肉收縮、神經運動等，都需要鈣質的介入，在長期缺鈣的情況下，將會造成身體機能下降，以致於衍生出多種疾病，因此才有美國營養學家提出「缺鈣是人體各種病源的主因」之論調，期待民眾更重視鈣質的攝取，減少因為缺鈣而帶來的疾病。

Q3 專家不斷呼籲，減少飲食中的「鈉」，可改善高血壓。因此，為了健康，我們要減少鈉的攝入量？

A 根據研究指出，吃太鹹，不只造成高血壓、中風，還會影響女性更年期的髖骨密度流失，且出現腦部損傷（失智）的機率也較高。而減少攝入鈉的確可以在一定程度上降低血壓。

然而，其他研究指出，鈉的攝入量若偏低也有害健康，容易導致胰島素抵抗、壞膽固醇及三酸甘油酯升高並增加糖尿病死亡的風險等。鈉是一種礦物質，身體有賴於它來保持血壓正常；此外，鈉還能控制體

液分量，協助神經傳送衝動訊息，故需要適量攝取。而食鹽雖不等於鈉，但卻是最常見的鈉鹽，故每天吃鹽的量不應超過6克。

Q4 「纖維」可以助消化、排毒、維持體重、養顏美容，而女生愛漂亮就需要多吃菜，因只有菜筋裡才有纖維嗎？

A 有的人會以為，只有一條一條的菜筋，是我們攝取纖維的來源，這種想法代表了飲食常識的不足，纖維不僅存在於蔬菜，許多食材也富含此一營養素。

每個植物細胞都有細胞壁，而細胞壁的主要成分就是纖維素、半纖維素和果膠，它們都屬於膳食纖維。所以，只要是吃植物性食物，必然會攝取到纖維。而蔬菜筋並非纖維的唯一來源，有時沒有筋的食物很可能纖維量更高。比如說，地瓜雖吃不到筋，但其纖維素含量還高於有筋的大白菜呢！

Q5 宅男每天忙著打電動，不願意花時間煮飯，但是他每天吃大量的水果來代替蔬菜，所以不必吃蔬菜也沒關係嗎？

A 吃蔬菜比較麻煩，要洗、要切、還要煮，有的水果直接拿起來就可以啃，所以有些人選擇多吃一點水果，取代蔬菜的部分。實際上，水果和蔬菜都無法取代彼此，兩者同時攝取才是正常！

在一般人的觀念中，蔬菜與水果幾乎被劃上等號，它們都是屬於富含維生素C、礦物質與膳食纖維的食物，因此多數人都會把它們歸為同一類。但實際上，人們所攝入的蔬菜和水果，其營養素便有相當大的差異，而其中就是「熱量」，意即「糖」。水果內的果糖讓人血糖飆高，卻無法帶來飽足感，還會加重胰臟負擔，因此該吃的蔬菜還是得吃，水果適量就好。

另外，蔬菜有許多水果所缺乏的養分，像是胡蘿蔔素會因為加熱過程與油脂結合，使其提高在人體內的吸收與利用率，達到保健身體的目的。綜合前述各項觀點，千萬不要以水果代替蔬菜，以免造成營養不均。

Q6 有些家庭主婦專買鐵鍋，據說用鐵鍋炒菜，是補「鐵」的好方法？

A 有一個攝取鐵的小偏方是用鐵鍋炒菜，可以增加菜餚中的含鐵量。鐵鍋做飯可補鐵，這是老人家的說法，不過也有一定道理！

鐵鍋中的鐵主要以氧化鐵的形式存在，在烹飪過程中加入如醋等調味料，會使鍋子表面的氧化鐵滲入食物，並隨食物進入胃中。經過一系列的轉化後，以鐵蛋白的形式進入血液，對補鐵產生一定作用。但如果烹調的食物中含有大量膳食纖維、草酸、植酸，如蔬菜、粗糧及大豆製品等，則會妨礙鐵的吸收，故這種補鐵的方式並不推薦。

此外，鐵鍋所溶出的鐵，人體可吸收的量很少。因為這些鐵是無機鐵，而人體需吸收有機化合物形態的鐵，又被稱為「血紅素鐵」，「血紅素鐵」在人體中的吸收率約為30～35%，而來自鐵鍋的非血紅素鐵的吸收率則低於3%。故與其追求用鐵鍋炒菜所攝入的鐵，不如多吃點含鐵食物會更有效率。

Note

Note